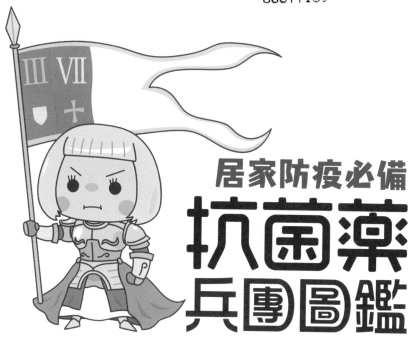

居家防疫必備

抗菌藥兵團圖鑑

著 黒山政一　小原美江　村木優一

瑞昇文化

序 言

　　醫療的進步克服了許多不治之症，為人類來佫大的福音。尤其抗菌藥在臨床上的應用，對減少感染症的死亡率、提高平均壽命都有很大的貢獻。另一方面，抗菌藥的用量增多，也衍生出難以治療的感染症、多重抗藥性菌。跟其他疾病不同，感染症會傳播、感染其他人，是相當棘手的課題。為了適當處理感染症、防止抗藥性菌增加，除了醫生之外，護士、藥劑師等相關的醫護人員也應對抗菌藥具備適切的知識，在難以開發新規抗菌藥的時代，正確使用既存抗菌藥的重要性比過往高出許多。

　　雖然市面上已有許多討論如何選用抗菌藥的書籍，但卻鮮少看到適合初學者閱讀的入門書吧。本書收錄了臨床上重要且具有代表性的52種抗菌藥（包括抗真菌藥物、抗病毒藥物），並列舉具有代表性的20種疾病，以「易懂易記！」抗菌藥的用法為理念，盡可能完全視覺化來安排內容。

　　我們巧妙地將不同類抗菌藥表示成一系列的角色，讓讀者能夠透過圖像來理解內容（比如，將Penicillin類藥物聯想成西洋騎士、戰國武士的團體；將各代Cephem類藥物設定為戰隊英雄）。然後，再將各種抗菌藥的特徵簡潔統整成一句標語，以圖像視覺化作用機制、PK／PD參數、蛋白結合率、分布容積、代謝／排泄、分子量、投藥器官損傷患者與孕婦、哺乳婦的注意事項等。另外，本書也將適應菌種分成9大群不同的角色，並將疾病、病因菌與常用抗菌藥之間的關聯轉為視覺圖像。

　內容的安排能夠對應各種活用方法，想要快速加深理解抗菌藥的人，可翻閱第2章「抗菌角色資料」；想要了解疾病與抗菌藥關係的人，可翻閱第3章「各感染症的抗菌藥用法」；想要詳細學習抗菌藥相關知識的人，可翻閱第1章「感染症與抗菌藥」。

　這本入門書是以初次接觸抗菌藥的人、翻閱其他書籍覺得難懂的人為對象，親切易懂地傳授有關抗菌藥正確使用的概略知識。無論是現已在臨床現場活躍的實習醫生、護士、醫院藥劑師，還是保險藥局的藥劑師，抑或是將來以醫療職業為目標的學生，相信本書都將有所幫助。另外，對抗菌藥感興趣的一般人來說，相信也能從中獲得參考。期望本書能夠成為各位正確使用抗菌藥的第一步。

　關於本書的付梓出版，感謝從企劃階段勞神費心的羊土社編輯部同仁、在實際製作上給予建議的Become-Plus股份有限公司的島田榮次先生，以及負責本書插圖的稻葉貴洋先生。

2017年9月

黑山 政一　小原 美江　村木 優一

居家防疫必備

抗菌藥兵團圖鑑

目錄

● 閱讀前的注意事項　**010**
● 本書的使用方法　**012**

第1章 感染症與抗菌藥　　**015**

感染症與抗微生物藥物 ···················· **016**
　抗菌藥與抗生素 **016**／微生物的分類 **017**

一般細菌的分類與特徵 ···················· **018**
　細菌的染色性 **018**／細菌的基本構造 **019**／好氧菌與厭氧菌 **019**

微生物的種類與特徵 ······················ **020**
　革蘭氏陽性球菌 **020**／革蘭氏陽性桿菌 **021**／革蘭氏陰性球菌 **021**／
　革蘭氏陰性桿菌 **022**／厭氧菌 **023**／抗酸菌（結核菌）**023**／
　特殊細菌（黴漿菌、立克次體、披衣菌）**024**／
　真菌 **024**／病毒 **025**

什麼是抗藥性菌？ ························· **026**
　抗藥性菌的種類 **026**／為什麼會衍生出抗藥性菌？ **027**／
　什麼是抗菌譜？ **027**

抗菌藥的分類與特徵 ······················ **028**
　Penicillin類藥物 **028**／Cephem類藥物 **029**／其他的乙內醯胺類藥物 **030**
　／Fosfomycin類藥物 **030**／Aminoglycoside類藥物 **031**／

Macrolide類藥物 **032**／Lincomycin類藥物 **032**／
Tetracycline類藥物 **033**／New Quinolone類藥物 **033**／
抗MRSA藥物 **034**／其他的抗菌藥 **035**／d Nitroimidazole類藥物 **036**／
抗結核藥物 **036**／抗真菌藥物 **036**／抗病毒藥物 **037**

正確使用抗菌藥 ·· **038**

抗菌藥使用的基本 **038**／什麼是抗菌藥的PK／PD理論？ **039**／
抗菌藥的PK／PD參數 **040**／抗藥性的TDM **041**／
器官損傷患者的抗菌藥投與 **042**／
孕婦、哺乳婦的抗菌藥投與 **043**／
抗菌藥的副作用 **044**／抗菌藥的相互作用 **044**

第2章 抗菌藥角色資料 045

Penicillin類藥物 盤尼西林類藥物

1 Benzylpenicillin 苄青黴素 ···················· **046**
2 Ampicillin 氨苄西林 ···························· **048**
3 Amoxicillin 阿莫西林 ·························· **050**
4 Piperacillin 哌拉西林 ·························· **052**
5 Sultamicillin 舒他西林 ························ **054**
6 Ampicillin・Sulbactam 氨苄西林・舒巴坦 ······ **056**
7 Amoxicillin・Clavulanic Acid 阿莫西林・克拉維酸鉀 ··· **058**
8 Piperacillin・Tazobactam 哌拉西林・他唑巴坦 ······ **060**

Cephalosporin類藥物 頭孢菌素類藥物

9 Cefazolin 頭孢唑林 ···························· **062**
10 Cefmetazole 西福每他唑 ······················ **064**
11 Flomoxef 氟氧頭孢 ··························· **066**
12 Ceftriaxone 頭孢曲松 ························· **068**
13 Cefepime 頭孢吡肟 ··························· **070**
14 Cefditoren 頭孢妥侖 ·························· **072**

Carbapenem類藥物　碳青黴烯類藥物
15 Meropenem 美羅培南 ······················ **074**
16 Tebipenem 替比培南 ······················ **076**
17 Aztreonam 氨曲南 ························· **078**

Fosfomycin類藥物　弗斯黴素類藥物
18 Fosfomycin 弗斯黴素 ······················ **080**

Aminoglycoside類藥物　氨基糖苷類藥物
19 Streptomycin 鏈黴素 ······················ **082**
20 Kanamycin〔內〕卡納黴素〔內〕·············· **084**
21 Gentamicin 慶大黴素 ····················· **086**
22 Amikacin 阿米卡星 ······················· **088**
23 Arbekacin 阿貝卡星 ······················ **090**

Macrolide類藥物　大環內酯類藥物
24 Clarithromycin 克拉黴素 ··················· **092**
25 Azithromycin 阿奇黴素 ···················· **094**

Lincomycin類藥物　林可黴素類藥物
26 Clindamycin 克林達黴素 ··················· **096**

Tetracycline類藥物　四環素類藥物
27 Minocycline 米諾環素 ····················· **098**

New Quinolone類藥物　新喹諾酮類藥物
28 Levofloxacin 左氧氟沙星 ··················· **100**
29 Garenoxacin 加雷沙星 ···················· **102**

抗MRSA藥　抗抗藥性金黃色葡萄球菌藥
30 Vancomycin〔注〕萬古黴素〔注〕············· **104**
31 Vancomycin〔內〕萬古黴素〔內〕············· **106**
32 Teicoplanin 替考拉寧 ····················· **108**
33 Daptomycin 達托黴素 ····················· **110**
34 Linezolid 利奈唑胺 ······················· **112**

Glycylcycline類藥物 甘氨醯環素類藥物

35 Tigecycline 老虎黴素 ······ **114**

36 Colistin〔注〕粘桿菌素〔注〕 ······ **116**

37 Sulfamethoxazole Trimethoprim 複方新諾明 ······ **118**

38 Metronidazole 甲硝唑 ······ **120**

抗結核藥

39 Isoniazid 異煙肼 ······ **122**

40 Rifampicin 利福平 ······ **124**

41 Pyrazinamide 吡嗪醯胺 ······ **126**

42 Ethambutol 乙胺丁醇 ······ **128**

Polyene macrolide類藥物 多烯大環內酯類藥物

43 Liposomal Amphotericin B 兩性黴素 B ······ **130**

44 Fosfluconazole 膦氟康唑 ······ **132**

45 Voriconazole 伏立康唑 ······ **134**

46 Micafungin 米卡芬淨 ······ **136**

47 Pentamidine 噴他脒 ······ **138**

抗疱疹病毒藥

48 Valaciclovir 伐昔洛韋 ······ **140**

49 Oseltamivir 奧司他韋 ······ **142**

50 Zanamivir 扎那米韋 ······ **144**

51 Laninamivir 拉尼米韋 ······ **146**

52 Peramivir 帕拉米韋 ······ **148**

Column 「適應症」、「適應菌種」與「標示外使用」／
抗菌藥的投藥期間 ······ **150**

第**3**章 各感染症的抗菌藥用法 151

- 敗血症 ······ **152**
- 感染性心內膜炎 ······ **154**

- 細菌性腦膜炎 ·· **156**
- 急性呼吸道感染症 ································ **158**
- 肺炎（社區型肺炎、醫療照護相關肺炎、院內型肺炎）·········· **160**
- 腸道感染症 ·· **162**
- 腹腔內感染症（腹膜炎、肝膽道系統感染症）············· **164**
- 尿道感染症（急性單純性膀胱炎·腎盂腎炎、複雜性膀胱炎·腎盂腎炎）··· **166**
- 性感染症 ·· **168**
- 婦科感染症 ·· **170**
- 耳鼻喉科感染症（中耳炎、副鼻腔炎）·············· **171**
- 眼科感染 ·· **172**
- 齒源性感染症 ······································ **173**
- 手術部位感染症 ···································· **174**
- 骨髓炎與關節炎 ···································· **176**
- 皮膚軟組織感染症 ································ **178**
- 發熱性嗜中性球減少症 ·························· **180**
- 結核 ·· **182**
- 深層性黴菌症（念珠菌血症、肺黴菌症）············· **184**
- 流行性感冒 ·· **186**

Column　AMR對策行動計畫／
抗菌藥適當使用管理（antimicrobial stewardship）················· **188**

附錄　189

- 各藥品適應症 一覽表 ······························ **190**
- 各藥品適應菌種 一覽表 ···························· **194**

● 索引　　**198**

閱讀前的注意事項
關於抗菌藥角色的圖像設定

　　本書將抗菌藥（包括抗真菌藥物、抗病毒藥物）分成14個類別，表示為52位藥劑角色，並根據不同類別（藥劑集團）所處的時代背景、職業等，作成了各自的象徵旗幟（emblem）。請先了解本書登場的藥劑角色們為什麼會是這樣的設定，再一面享受一面「角色學習」吧。

Penicillin類藥物
為歷史、榮耀不斷抗爭的傳說人物。

Image keyword ➡ 中世紀歐洲士兵，日產藥為戰國武將

Cephem類藥物藥物
各代有著不同的特徵，克制不一樣對手（細菌）的英雄們。

Image keyword ➡ 不同世代的戰隊英雄

其他的乙內醯胺類藥物（Carbapenem類藥物、Monobactam類藥物）
「日本的黎明到來！」具有廣效抗菌譜的幕末志士。

Image keyword ➡ 幕末志士、偉人，有許多日產藥

 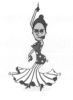

Fosfomycin類藥物
Fosfomycin是情熱之國西班牙與美國共同開發的藥劑。

Image keyword ➡ 鬥牛士、西班牙、佛朗明哥

Aminoglycoside類藥物
一群技術性集團，抑制蛋白質製造工廠的核糖體作用。

Image keyword ➡ 工人、木匠、技師、工具

Macrolide類藥物
善於對付非典型細菌感染症的女戰士。

Image keyword ➡ 歷名留青史的女傑、尼姑將軍

Lincomycin類藥物

具有類似Macrolide類的作用機制，但戰鬥姿態更為強勢！

Image keyword ➡ 女性軍人

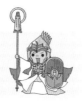

Tetracycline類藥物

具有廣效的抗菌譜，受到眾人愛戴的女王般存在。

Image keyword ➡ 古代埃及、神秘

New Quinolone類

為了救濟多數民眾，廣泛用於各科領域的合成抗菌藥。

Image keyword ➡ 傳教士、宗教家

抗MRSA藥物

專門攻擊Methicillin抗藥性金黃色葡萄球菌的特殊部隊。

Image keyword ➡ 忍者、魔法、勇者

其他的抗菌藥

適應菌、作用機制各自不同，具有個性的抗菌藥。

Image keyword ➡ 獸人、超合金機器人舞者

抗結核藥物

長期使用的治療藥，結核病在現代已非不治之症。

Image keyword ➡ 冒險家、探險家

抗真菌藥物

絕不原諒做壞事的真菌！阻礙真菌生育的山民。

Image keyword ➡ 獵人、又鬼、黴菌、香菇

抗病毒藥物

一群機器人軍團，對抗難說是生物的病毒。

Image keyword ➡ 武裝機器人、人造人、SF

本書的使用方法（第2章）

本書將藥劑的適應症狀、投藥方式、注意事項、作用機制等，轉為能夠瞬間判讀的圖像。以下為收錄的圖像解說與資料讀法，請先理解圖像代表的意義、數值的讀取方式，再

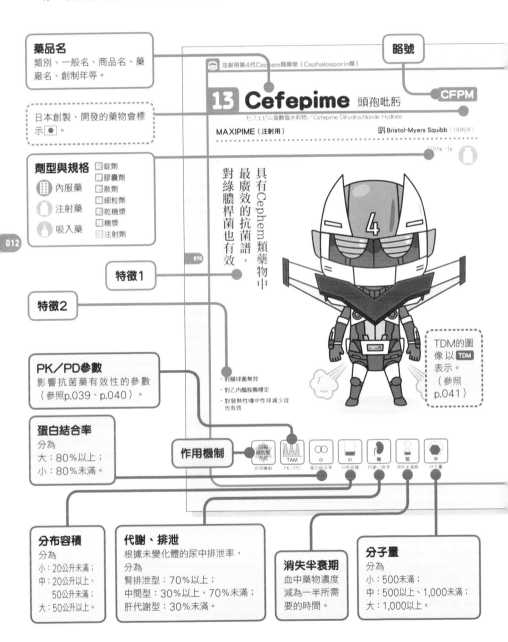

藥品名
類別、一般名、商品名、藥廠名、創制年等。

略號

日本創製、開發的藥物會標示 ● 。

注射用第4代Cephem類藥物（Cephalosporin類）

13 Cefepime 頭孢吡肟

CFPM

セフェピム塩酸塩水和物／Cefepime Dihydrochloride Hydrate

MAXIPIME（注射用）　　　　　　Bristol-Myers Squibb（1995年）

0.5g、1g

劑型與規格
- 內服藥　錠劑／膠囊劑／散劑／細粒劑／乾糖漿／糖漿
- 注射藥　注射劑
- 吸入藥

070

具有Cephem類藥物中最廣效的抗菌譜，對綠膿桿菌也有效

特徵1

特徵2

TDM的圖像以 **TDM** 表示。（參照 p.041）

PK／PD參數
影響抗菌藥有效性的參數（參照p.039、p.040）。

· 對腸球菌無效
· 對乙內醯胺酶穩定
· 對發熱性嗜中性球減少症也有效

蛋白結合率
分為
大：80%以上；
小：80%未滿。

作用機制
作用機制／PK／PD／蛋白結合率／分布容積／代謝／排泄／消失半衰期／分子量
TAM

分布容積
分為
小：20公升未滿；
中：20公升以上、50公升未滿；
大：50公升以上。

代謝、排泄
根據未變化體的尿中排泄率，
分為
腎排泄型：70%以上；
中間型：30%以上、70%未滿；
肝代謝型：30%未滿。

消失半衰期
血中藥物濃度減為一半所需要的時間。

分子量
分為
小：500未滿；
中：500以上、1,000未滿；
大：1,000以上。

來加深藥劑的知識。括號標示參照頁數的項目，會在第1章進行解說。

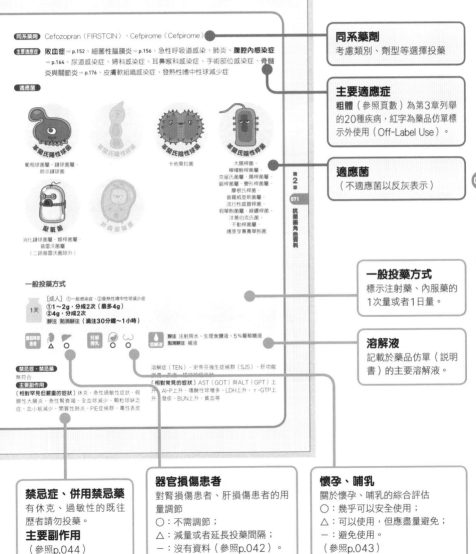

同系藥劑 Cefozopran（FIRSTCIN）、Cefpirome（Cefpirome）

主要適應症 敗血症 ➡p.152、細菌性腦膜炎 ➡p.156、急性呼吸道感染、肺炎、腹腔內感染症 ➡p.164、尿道感染症、婦科感染症、耳鼻喉科感染症、手術部位感染症、骨髓炎與關節炎 ➡p.176、皮膚軟組織感染症、發熱性嗜中性球減少症

適應菌

葡萄球菌屬、鏈球菌屬、肺炎鏈球菌

卡他莫拉菌

大腸桿菌、
檸檬酸桿菌屬、
克雷氏菌屬、黑桿菌屬、
鋸桿菌屬、變形桿菌屬、
摩根氏桿菌、
普羅威登斯菌屬、
流行性感冒桿菌、
假單胞菌屬、綠膿桿菌、
洋蔥伯克氏菌、
不動桿菌屬、
嗜麥芽寡養單胞菌、

厭氧菌 消化鏈球菌屬、類桿菌屬、
普雷沃菌屬
（二路普雷沃菌除外）

一般投藥方式

[成人] ①一般感染症、②發熱性嗜中性球減少症
①1～2g，分成2次（最多4g）
②4g，分成2次
靜注 點滴靜注（滴注30分鐘～1小時）

溶解液 注射用水、生理食鹽液、5%葡萄糖液
點滴靜注 補液

禁忌症、禁忌藥
無符合

主要副作用
〔相對罕見但嚴重的症狀〕休克、急性過敏性症狀、假膜性大腸炎、急性腎衰竭、全血球減少、顆粒球缺乏症、血小板減少、間質性肺炎、PIE症候群、毒性表皮

溶解症（TEN）、史帝芬生症候群（SJS）、肝功能損傷
〔相對常見的症狀〕AST（GOT）與ALT（GPT）上升、AI-P上升、嗜酸性球增多、LDH上升、γ-GTP上升、發疹、BUN上升、貧血等

同系藥劑
考慮類別、劑型等選擇投藥

主要適應症
粗體（參照頁數）為第3章列舉的20種疾病，紅字為藥品仿單標示外使用（Off-Label Use）。

適應菌
（不適應菌以反灰表示）

一般投藥方式
標示注射藥、內服藥的1次量或者1日量。

溶解液
記載於藥品仿單（說明書）的主要溶解液。

禁忌症、併用禁忌藥
有休克、過敏性的既往歷者請勿投藥。
主要副作用
（參照p.044）

器官損傷患者
對腎損傷患者、肝損傷患者的用量調節
○：不需調節；
△：減量或者延長投藥間隔；
—：沒有資料（參照p.042）。

懷孕、哺乳
關於懷孕、哺乳的綜合評估
○：幾乎可以安全使用；
△：可以使用，但應盡量避免；
—：避免使用。
（參照p.043）

本書的使用方法（第3章）

列舉各科領域具有代表性的20種疾病，記載主要症狀、病因微生物、常用抗菌藥的例子。各藥劑角色會依第2章的分類站上不同顏色的立台，請翻回各藥劑的對應頁數（第2章）確認詳細資料吧。

疾病名　　病因、症狀　　病因菌

病因菌
將病因微生物大致分為9類，並將適應菌轉為一目了然的標記。

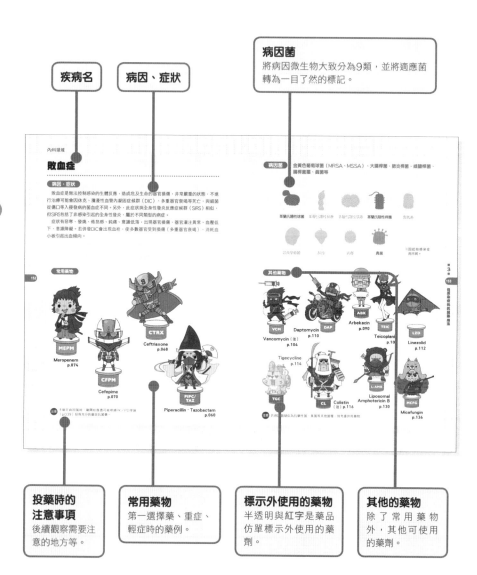

投藥時的注意事項
後續觀察需要注意的地方等。

常用藥物
第一選擇藥、重症、輕症時的藥例。

標示外使用的藥物
半透明與紅字是藥品仿單標示外使用的藥劑。

其他的藥物
除了常用藥物外，其他可使用的藥劑。

第 **1** 章

感染症與抗菌藥

感染症在過去被認為是「死亡疾病」，深受人們恐懼，但隨著生活環境的改善、疫苗的開發以及有效抗生素（抗菌藥）的發現，帶來了巨大的成果。首先，我們就來看看感染症的基礎知識，了解抗菌藥與病原微生物的特徵吧。

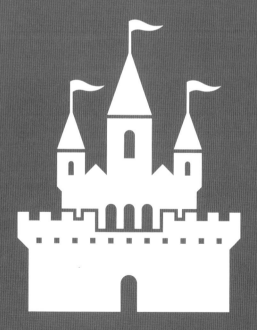

感染症與抗微生物藥物

感染是，病原微生物經由各種途徑進入體內增殖的過程，而感染症是，感染時出現病症的狀態。針對感染症病因——病原微生物使用的藥物，就稱為抗微生物藥物。

抗菌藥與抗生素

抗微生物藥物當中，對抗細菌的稱為抗菌藥；對抗真菌的稱為抗真菌藥；對抗病毒的稱為抗病毒藥。

其中，Penicillin等由微生物產生的物質稱為抗生素[*1]。我們有時會將抗菌藥與抗生素當成同義詞來使用。這些物質直接作用於疾病原因的病原微生物，是少數的病因治療藥[*2]。

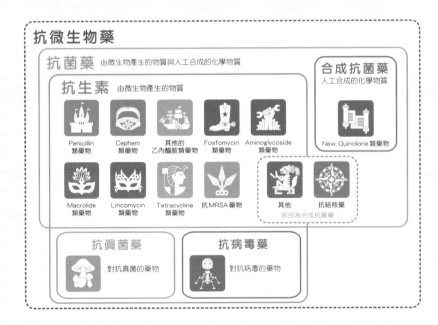

抗微生物藥

抗菌藥　由微生物產生的物質與人工合成的化學物質

抗生素　由微生物產生的物質

| Penicillin 類藥物 | Cephem 類藥物 | 其他的 乙內醯胺類藥物 | Fosfomycin | Aminoglycoside 類藥物 |

合成抗菌藥　人工合成的化學物質

New Quinolone 類藥物

| Macrolide 類藥物 | Lincomycin 類藥物 | Tetracycline 類藥物 | 抗MRSA藥物 |

其他　抗結核藥
部分為合成抗菌藥

抗真菌藥　對抗真菌的藥物

抗病毒藥　對抗病毒的藥物

＊1：最近，不少抗生素是人工合成的化學物質。
＊2：可用於其他疾病的藥物，大多僅是單純減緩症狀的對症治療藥。

微生物的分類

　　微生物是肉眼無法確認的單細胞（或者與其接近的多細胞）微小生物，分成原核生物與真核生物。原核生物沒有細胞核，帶有遺傳訊息的DNA（去氧核醣核酸：deoxyribonucleic acid）存在於細胞質中；真核生物跟人類細胞相同，含有DNA的細胞核（➡p.019）。前者有一般細菌、黴漿菌（mycoplasma）、披衣菌（chlamydia）、立克次體（rickettsia），後者有真菌。病毒因無法自行增殖，被認為介於生物與無生物之間。下表為各種微生物的約略大小。

分類			大小	
病毒			20～100nm	
原核生物	**特殊細菌**	黴漿菌	0.1～0.3μm	
		披衣菌	0.3～0.4μm	
		立克次體	0.3～0.8μm	
	一般細菌		1～4μm	
真核生物	**真菌**		5～25μm	

（小 → 大）

　　人類肉眼可見的最小界限約為0.1毫米（100微米），無法直接以肉眼觀看微生物。一般顯微鏡（光學顯微鏡）約可放大1,500倍，看到0.2微米左右的大小，能夠觀察真菌、一般細菌、特殊細菌。電子顯微鏡可放大至100萬倍，能夠觀察到病毒。

一般細菌的分類與特徵

引起大多數感染症的一般細菌，依形狀可大致分為球菌（球狀）、桿菌（桿狀）＊。

＊：除了球菌、桿菌之外，還可分出螺旋菌（螺旋狀）。

細菌的染色性

根據使用特殊色素的革蘭氏染色法（Gram Staining），可分類為會被染成藍紫色的革蘭氏陽性菌，與會被染成紅色的革蘭氏陰性菌，也就是分成革蘭氏陽性菌球菌、革蘭氏陽性菌桿菌、革蘭氏陰性球菌、革蘭氏陰性桿菌。

形狀 ＼ 染色性	革蘭氏陽性 Gram-positive	革蘭氏陰性 Gram-negative
球菌 （spherical）	**革蘭氏陽性球菌** 葡萄球菌、鏈球菌、 肺炎鏈球菌等	**革蘭氏陰性桿菌** 腦膜炎菌、淋菌等
桿菌 （rod）	**革蘭氏陽性桿菌** 肉毒桿菌、破傷風桿菌、 產氣莢膜梭菌等	**革蘭氏陰性桿菌** 大腸桿菌、綠膿桿菌、 流行性感冒桿菌等

細菌的基本構造

　　細菌的基本構造為細胞壁、細胞膜、細胞質、細胞核，其他的外膜、莢膜、鞭毛、纖毛等的有無，則因菌種而不同（見圖）。革蘭氏陽性菌沒有外膜，細胞壁（主要成分：由高分子肽聚糖構成）較厚；革蘭氏陰性菌具有外膜，細胞壁較薄，這是造成革蘭氏染色法結果不同的原因。因為人體細胞不具有細胞壁，以細胞壁為標的的抗菌藥，具有高選擇性毒性（selective toxicity）、少有副作用。

細菌的基本構造

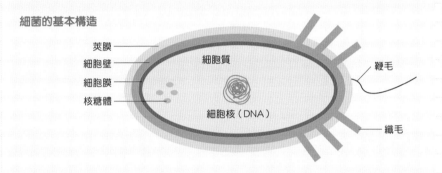

莢膜
細胞壁
細胞膜
核糖體
細胞質
細胞核（DNA）
鞭毛
纖毛

好氧菌與厭氧菌

　　細菌可分為好氧菌與厭氧菌，前者跟高等動物一樣需要氧氣存活；後者即便缺乏氧氣也能夠存活。然後，厭氧菌又可再分為有氧氣也能存活的「兼性厭氧菌」，與有氧氣便會死亡的「專性厭氣菌」。在醫療現場，厭氧菌通常是指「專性厭氣菌」。

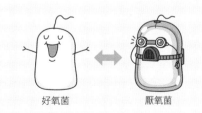

好氧菌　　　　厭氧菌

微生物的種類與特徵

接著，我們將病原微生物分類，按照順序解說其特徵。這邊會圖像化不同分類的微生物，在第2章抗菌藥的適應菌、第3章感染症的病因菌，也會用到這些視覺圖像。

革蘭氏陽性球菌

具代表性的革蘭氏陽性菌，有葡萄球菌屬、鏈球菌屬、腸球菌。

分類	菌種	特徵	疾病與症狀
葡萄球菌屬	金黃色葡萄球菌（凝固酶陽性菌）	病原性較強，容易引起多數疾病	敗血症、感染性心內膜炎、脊髓炎與關節炎、皮膚軟組織感染、手術部位感染、發熱性嗜中性球減少症等
	Methicillin抗藥性金黃色葡萄球菌（MRSA）	容易引起院內型感染，在臨床上形成嚴重的問題	院內型感染
	表皮葡萄球菌（凝固酶陰性菌）	病原性弱，通常會形成正常菌叢	手術部位感染、發熱性嗜中性球減少症等
鏈球菌屬	肺炎鏈球菌	近年，對Penicillin出現MIC（最低抑菌濃度）攀升的問題	肺炎、腦膜炎、中耳炎
	化膿鏈球菌（A型鏈球菌）	引起病程進展極快且具有致死性的感染症	咽喉炎、扁桃腺炎、侵入性A型鏈球菌感染
	草綠色（和緩）鏈球菌	口腔內的正常菌叢	細菌性心內膜炎
腸球菌	腸道的正常菌叢	病原性較低，引起伺機性感染，對多數抗菌藥具有自然抗藥性	感染性心內膜炎、腹膜炎、肝膽道系統感染、骨髓炎與關節炎、手術部位感染等

葡萄球菌屬呈現葡萄串的形狀，根據有無產生凝固酶[*1]，分為凝固酶陽性葡萄球菌與凝固酶陰性葡萄球菌。

鏈球菌屬呈現鎖鏈的形狀[2]，有肺炎鏈球菌、化膿鏈球菌（A型鏈球菌）、草綠色（和緩）鏈球菌等。

[1]：凝固酶：具有凝固血漿作用的酵素。這類產生凝固酶的細菌，會在自身周圍包覆凝固血漿，提高自身抵抗性。
[2]：肺炎鏈球菌是連在一起的成對細菌（雙球菌）。

革蘭氏陽性桿菌

　　具代表性的革蘭氏陽性桿菌，有芽孢桿菌屬（Bacillus）的炭疽菌、臘狀桿菌（仙人掌桿菌）。炭疽菌的感染力強，即便在芽孢難以產生的條件下也能存活，所以可被用來進行生化攻擊。臘狀桿菌是腹瀉、嘔吐等食物中毒的原因，也會引起敗血症、腦炎。

革蘭氏陰性球菌

　　具代表性的革蘭氏陰性菌，有奈瑟氏球菌屬（Neisseria）與莫拉菌屬（Moraxella）。
　　奈瑟氏球菌屬有淋菌、腦膜炎菌。淋菌會經由接觸感染（性感染症）引起尿道炎、子宮頸炎；腦膜炎菌是細菌性腦膜炎的原因。莫拉菌屬的卡他莫拉菌（Moraxella catarrhalis）[*]是常存於上呼吸道，引起社區型肺炎、副鼻腔炎、中耳炎的病因菌。

[*]：以前稱為牛卡他菌（Branhamella catarrhalis）。

革蘭氏陰性桿菌

　　革蘭氏陰性感菌有非常多的菌種，將菌群分為①腸內細菌科、②主要引起腸道感染的菌群、③其他的革蘭氏陰性桿菌，會比較容易理解。

　　腸內細菌科又可分為大腸桿菌與其他的腸內細菌科。

分類	菌種	特徵	疾病與症狀
腸內細菌科	大腸桿菌	兼性厭氧性，一般常存於大腸內，在多數情況下無害，但會感染腸道外的器官。	敗血症、腹膜炎、膽道系統感染、尿道感染等。另外，可產生特殊毒素的大腸桿菌（腹瀉性大腸桿菌＊），會引起腹瀉、血便等劇烈的消化道疾病。
其他的腸內細菌科	肺炎桿菌、鋸桿菌屬、檸檬酸桿菌屬、腸桿菌屬、變形桿菌屬（奇異變形桿菌）、普羅威登斯菌屬、摩根氏桿菌屬等	生存於腸道內，皆為兼性厭氧性的弱毒菌。	通常為伺機性院內型感染的原因。
主要引起腸道感染菌群	志賀桿菌、沙門桿菌屬、弧菌屬	兼性厭氧性，傳染性、病原性極強，容易引起腸道感染。	志賀桿菌會引起細菌性赤痢；弧菌屬的霍亂弧菌、腸炎弧菌，會引起腹瀉、脫水等症狀；沙門桿菌屬是腸傷寒、副傷寒的病因菌。
其他的革蘭氏陰性桿菌	假單胞菌屬、伯克氏菌屬、寡養單胞菌屬、不動桿菌屬	好氧性，被稱為葡萄糖非發酵革蘭氏陰性桿菌。本身為弱毒菌，是伺機性感染的病因菌。綠膿桿菌為假單胞菌屬的主要病原菌，通常生存於積水處，其多重抗藥性形成棘手問題。	敗血症、骨髓炎與關節炎、複雜性尿道感染、發熱性嗜中性球減少症等。多重抗藥性菌會引起院內型感染。
	嗜血桿菌屬（流行性感冒桿菌）、軍團菌屬、百日咳菌	主要為常存於鼻咽腔的兼性厭氧菌。軍團菌屬是生存於淡水中的好氧菌。	肺炎、細菌性腦膜炎、中耳炎、副鼻腔炎等。百日咳菌會在呼吸道年膜上增殖，引起百日咳。
	彎曲桿菌屬、幽門螺旋桿菌	呈現螺旋狀的微好氧菌。幽門螺旋桿菌（幽門菌）為胃癌的危險因子。	彎曲桿菌屬會引起急性腸炎（細菌性食物中毒）；幽門螺旋桿菌是胃炎、胃潰瘍、十二指腸潰瘍的病因菌。

＊：過去，腹瀉性大腸桿菌之一的腸道出血性大腸桿菌，曾經引起集體食物中毒，形成嚴重的社會問題（1996年的學校營養午餐、2011年的燒肉連鎖店）。

厭氧菌

在臨床現場，厭氧菌是指專性厭氧菌，有消化鏈球菌屬、類桿菌屬、普雷沃菌屬、梭菌屬等。

菌種	特徵	疾病與症狀
消化鏈球菌屬	常存於腸道內、泌尿生殖器的革蘭氏陽性球菌。	常從骨盆腔感染分離出來。
類桿菌屬	人體大腸內主要的革蘭氏陰性桿菌，會因外傷、外科手術移轉至其他組織。	引起腹膜炎、膽道系統感染、膿瘍（伴隨惡臭、分泌液的感染症）。
普雷沃菌屬	口腔內常見的革蘭氏陰性桿菌。	與女性生殖器感染症有關。
梭菌屬	會形成芽孢*的革蘭氏陽性桿菌，生存於土壤海水等沉澱物中、人體腸道內。	破傷風菌會引起破傷風；困難梭狀芽孢桿菌（Clostridium difficile）會引起假膜性結腸炎、抗生素相關腹瀉。

＊：形成芽孢，對熱、乾燥、消毒藥、抗菌藥產生抵抗性。

抗酸菌（結核菌）

分枝桿菌屬（Mycobacterium）是細胞壁富含脂質，革蘭氏染色法難以染色的桿菌。染色需用特殊的抗酸菌染色法，具有不易因酸、酒精脫色的特徵，因而被稱為抗酸菌。抗酸菌可分為結核菌、非結核性抗酸菌、麻瘋菌。結核菌經由空氣傳染，引起肺結核等症狀；非結核性抗酸菌分布於土壤等，是肺、皮膚感染症的病因；麻瘋菌會引起漢生病。

特殊細菌（黴漿菌、立克次體、披衣菌）

黴漿菌、立克次體、披衣菌為原核生物（無細胞核，DNA存在於細胞質中），跟一般細菌不同，缺少一部分的細胞構成、代謝能力，因而被稱為非典型細菌。

黴漿菌較一般細菌微小，沒有細胞壁，能夠不寄生活細胞來增殖，可視為1種菌群。肺炎黴漿菌會引起黴漿菌肺炎。因為缺乏細胞壁，乙內醯胺類藥物等細胞壁合成抑制劑沒有效果。

立克次體較一般細菌微小，具有細胞壁，但缺乏肽聚糖層（➡p.019）。增殖需要寄生活細胞，僅能於動物細胞內進行分裂。透過蝨、蟎等節足動物（昆蟲）感染人類，引起流行性斑疹傷寒、叢林性斑疹傷寒等。

披衣菌較一般細菌微小，與立克次體一樣在動物細胞內分裂增殖，跟立克次體不同的是感染不需昆蟲作為媒介，會引起尿道炎、性病性淋巴肉芽腫、角膜炎（砂眼）、鸚鵡病等。

真菌

真菌是比較大型的微生物，廣泛分布在人的生活環境，目前發現的種類超過6萬種。臨床上，分成單細胞的酵母菌與多細胞的纖維絲狀菌（也就是黴菌）。真菌為真核細胞（具有含DNA的細胞核），與一般細菌不同，跟動物、人的細胞相似。酵母菌有念珠菌屬、隱球菌屬；絲狀菌有麴菌屬、白癬菌。真菌引起的感染症稱為黴菌病，根據感染部位的不同，大致分為表淺性黴菌症（皮膚黴菌病）與深層性黴菌症。深層性黴菌症多好發於重症免疫不全患者。念珠菌屬會引起念珠菌血症、發熱性嗜中性球減少症等；麴菌屬會引起肺黴菌病。

病毒

病毒極其微小，由帶有遺傳訊息的核酸〔DNA或者RNA（核糖核酸：ribonucleic acid）〕與蛋白質外殼（殼體）所構成。另外，有些病毒在外側還有脂質外殼（外膜）。因為自己無法合成蛋白質，需要潛進人、動物等活細胞來增殖。病毒的病原性各有不同，光感染人的種類就有100種以上。各種病毒可感染增殖的器官、組織幾乎固定（見表），有些病毒能夠用疫苗預防。

感染部位	主要病毒
中樞神經系統	日本腦炎病毒、小兒麻痺病毒、腮腺炎病毒
呼吸道系統	流行性感冒病毒
消化道系統	肝炎病毒、諾羅病毒
皮膚	水痘病毒、風疹病毒、麻疹病毒

Memo　蜱蟲媒介傳播的感染症

以蜱蟲為媒介的感染症，有發熱伴血小板減少綜合症（SFTS）、日本紅斑熱、Q熱、叢林性斑疹傷寒等。這些感染症的病因為病毒、立克次體。尤其最近，被帶有SFTS病毒（本雅病毒科白蛉病毒屬）的蜱蟲叮咬所感染的SFTS致死率極高，大眾媒體、厚生勞動省官網也公開感染症資訊等，提醒民眾注意。在山野從事野外活動時，應盡量避免露出肌膚，以防蜱蟲叮咬。

什麼是抗藥性菌？

對抗菌藥的敏感性低，在高濃度抗菌藥下也能存活生育的細菌，稱為抗藥性菌。不適當的藥物使用會衍生出抗藥性菌。

抗藥性菌的種類

對某抗菌藥表現耐性的細菌，可能對其他抗菌藥也具有耐性，這樣的細菌稱為多重抗藥性菌。僅有少數抗菌藥能夠用於多重抗藥性菌，在治療上比較困難。大部分的細菌皆為抗藥性菌，其中又以下面細菌的問題較為嚴重。

抗藥性菌的種類	略稱	
①Methicillin 抗藥性金黃色葡萄球菌	MRSA	methicillin-resistant *Staphylococcus aureus*
②Penicillin抗藥性肺炎鏈球菌	PRSP	penicillin-resistant *Streptococcus pneumoniae*
③Vancomycin抗藥性腸球菌	VRE	vancomycin-resistant Enterococci
④多重抗藥性*¹綠膿桿菌	MDRP	multidrug-resistant *Pseudomonas aeruginosa*
⑤多重抗藥性*¹不動桿菌	MDRA	multidrug-resistant *Acinetobacter*
⑥不產生乙內醯胺酶Ampicillin 抗藥性（流行性感冒桿菌）	BLNAR	β-lactamase negative ampicillin resistant（*Haemophilus influenzae*）
⑦超廣效性乙內醯胺酶*² （產生菌）	ESBL	extended spectrum β-lactamase
⑧金屬乙內醯胺酶*³ （產生菌）	MBL	metallo β-lactamase

＊1：Carbapenem類藥物、Aminoglycoside類藥物、New Quinolone類藥物等，對3類藥劑具有抗藥性。
＊2：此乙內醯胺酶的受質專一性從Penicillin類藥物擴大到Cephem類藥物藥物。
＊3：此乙內醯胺酶能夠分解Carbapenem類等所有乙內醯胺類藥物。

為什麼會衍生出抗藥性菌？

　　抗藥性菌的作用機制有：①細菌產生不活化抗菌藥的酵素（乙內醯胺酶會分解乙內醯胺類藥物）、②改變抗菌藥的作用部位（第二型拓樸異構酶的變異產生Quinolone抗藥性）、③阻礙抗菌藥抵達作用部位（改變革蘭氏陰性桿菌外膜的通透性）、④增加排出進入細菌內的抗菌藥（增產與抗菌藥排出有關的蛋白質）等。想要遏阻抗藥性菌感染症增加，首先要做的是預防傳播，平時養成正確的洗手習慣等感染對策非常重要。然後，當出現感染症狀時，需要根據各病原的敏感性選擇適當的抗菌藥，遵循必要用法、用量與適切期間的「正確使用」。

什麼是抗菌譜？

　　投與一定濃度的抗菌藥能夠阻止細菌發育，可以阻止細菌發育的最薄濃度，稱作為最低抑菌濃度（MIC：minimun inhibitory concentration）。數值小表示對該菌有強大療效（強抗菌力）。抗菌譜是，根據MIC表示抗菌藥有效菌種範圍的圖譜。過去在開發抗菌藥時，多以擴大抗菌譜（廣範圍的圖譜）為目標。然而，濫用廣範圍圖譜的抗菌藥，卻衍生出抗藥性菌的問題。

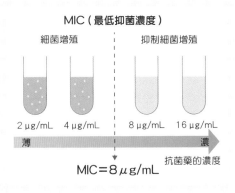

MIC（最低抑菌濃度）

細菌增殖　　　　　　　抑制細菌增殖

2 μg/mL　4 μg/mL　　8 μg/mL　16 μg/mL

薄　　　　　　　　　　　　　　　濃

MIC＝8 μg/mL

抗菌藥的濃度

抗 菌 藥 的 分 類 與 特 徵

接著，下面會列舉書中第2～3章出現的抗菌藥（包括抗真菌藥物、抗病毒藥物），根據不同的類別介紹其特徵。各類藥劑所標示的顏色，會沿用至第2～3章的角色。

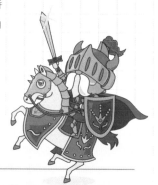

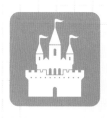

Penicillin類藥物

→ p.046-061

1928年由英國細菌學家弗萊明（Alexander Fleming）發現，是世界第一個實用化的抗生素群，顛覆過往治療感染症的方法。

跟Cephem類藥物、Carbapenem類藥物一樣，分子結構具有乙內醯胺環，所以又稱為乙內醯胺類藥物。作用於細菌的Penicillin結合蛋白（penicillin-binding protein：PBP）阻礙細胞壁的合成，發揮殺菌的效果。選擇性毒性佳、通常副作用少，是使用頻率高的抗菌藥之一。PK／PD參數* （ →p.040 ）為Time over MIC（%TAM：抗菌藥血中濃度大於MIC的時間），屬於時間依賴性藥劑。欲提高其臨床效果，需要增加投藥次數。根據抗菌譜與開發經過，可如下分類：

狹義（天然）Penicillin類藥物	主要作用於革蘭氏陽性球菌
廣義Penicillin類藥物	不作用於綠膿桿菌，但具有從革蘭氏陽性球菌到革蘭氏陰性桿菌的抗菌譜
	對綠膿桿菌也具有抗菌力（抗綠膿桿菌用藥）
	可配製乙內醯胺酶抑制劑（Clavulanic Acid、Sulbactam等），作用於乙內醯胺產生菌
	可配製抗綠膿桿菌用藥與乙內醯胺酶抑制劑

＊：抗菌藥血中濃度與效果的關聯參數。

Cephem類藥物

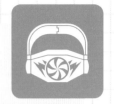

→ p.062-073

Cephem類藥物，是基本結構相似的Cephalosporin類藥物、Cephamycin類藥物、Oxacephem類藥物的總稱。

　　跟Penicillin類藥物一樣，與細菌的PBP結合阻礙細胞壁合成，發揮殺菌的效果。選擇性毒性佳、副作用少，是使用頻率高的抗菌藥之一，具有從革蘭氏陽性球菌到革蘭氏陰性桿菌的廣效抗菌譜（對部分厭氧菌也具有抗菌力；對腸球菌、MRSA沒有效果）。主要由腎臟排泄，但有部分為肝代謝藥劑。PK／PD參數為%TAM，屬於時間依賴性藥劑。

　　根據開發年次、抗菌譜等，Cephem類藥物可依照世代如下分類：

第1代	對革蘭氏陽性球菌具有強抗菌力，對部分革蘭氏陰性桿菌也有效果。
第2代	對革蘭氏陽性球菌的抗菌力稍微低下，但對革蘭氏陰性桿菌的抗菌力增強。有些抗菌藥對厭氧菌也有效果。
第3代	對革蘭氏陽性球菌的效果低下，但對革蘭氏陰性桿菌的抗菌力進一步增強。有些抗菌藥對綠膿桿菌也有效果。
第4代	對革蘭氏陽性球菌、綠膿桿菌等革蘭氏陰性桿菌，具有強抗菌力。

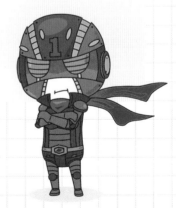

其他的乙內醯胺類藥物

→ p.074-079

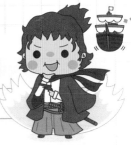

ⓐ Carbapenem類

常用的乙內醯胺類藥物之一，與細菌的PBP結合阻礙細胞壁合成，發揮殺菌的效果。抗菌譜極為寬廣，包括革蘭氏陽性球菌、陰性桿菌到厭氧菌（第4世代Cephem類藥物增加了對厭氧菌的抗菌力），對綠膿桿菌也表現優秀的抗菌力，屬於時間依賴性藥物。髓液移轉性良好，對ESBL穩定但對金屬乙內醯胺酶不穩定。嚴禁與抗痙攣劑的Valproate併用，口服Carbapenem類藥物僅限用於小兒科感染症。

ⓑ Monobactam類

以單環乙內醯胺為母核的半合成藥劑，與細菌的PBP結合阻礙細胞壁合成，對革蘭氏陰性桿菌具有強抗菌力，但對革蘭氏陽性球菌、厭氧菌不怎麼有效，屬於時間依賴性藥劑。對金屬乙內醯胺酶也相對穩定。

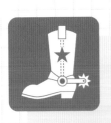

Fosfomycin類藥物

→ p.080-081

結構式極為簡單，抗原性低、過敏性副作用少，與其他抗菌藥無交叉耐性。

阻礙細胞壁合成的初期階段，發揮殺菌的效果。抗菌譜的範圍廣泛，主要用於腸道感染症、尿道感染症。大量投藥會造成電解質蛋白平衡異常，需要審慎注意（Na含量14.5mEq/g）。

Aminoglycoside類藥物

→ p.082-091

作用於細菌核糖體的30S次單元阻礙蛋白質合成，發揮殺菌的效果。大部分以未變化體（unchanged drug）經由腎臟排出。

PK／PD參數為Cpeak／MIC（抗菌藥的波鋒濃度與MIC的比值）、AUC／MIC（抗菌藥的AUC與MIC的比值），屬於濃度依賴性藥劑。另外，這類藥物具有PAE（post antibiotics effect），藥物濃度低於細菌的MIC仍具療效，建議1天投藥1次。部分藥劑的有效血中濃度範圍狹窄，推薦進行TDM（血中濃度監測：therapeutic drug monitoring）（→ p.041）來決定有效投與量。對革蘭氏陰性桿菌具有強效抗菌譜，但對革蘭氏陽性球菌、厭氧菌幾乎沒有效果。為了擴大抗菌譜、增強抗菌力，有時會與Penicillin類藥物、Cephem類藥物併用。相較於乙內醯胺類藥物，容易出現副作用，且多會造成腎障礙、聽力障礙、神經肌肉阻滯等嚴重症狀。根據抗菌譜的特徵，通常可如下分類：

Aminoglycoside類藥物的分類	藥劑名
①具有抗結核菌作用的藥群	Streptomycin
②主要對革蘭氏陰性菌具有抗菌力，且對於綠膿桿菌有效的藥群	Garamycin、Amikacin、Tobramycin
③對淋菌有效的藥群	Spectinomycin
④對MRSA有效的藥群	Arbekacin

因為口服藥幾乎不被人體吸收，Kanamycin可用於治療腸道感染、術前的腸道內殺菌。

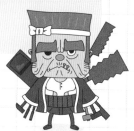

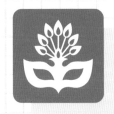

Macrolide類藥物

→ p.092-095

對葡萄球菌等革蘭氏陽性球菌、部分革蘭氏陰性桿菌、黴漿菌、披衣菌有效,是治療黴漿菌肺炎的第一選擇藥。

作用於細菌核糖體的50S次單元阻礙蛋白質合成,發揮抑菌的效果。此類藥物可分為14元環Macrolide類藥物、15元環Macrolide類藥物、16元環Macrolide類藥物,容易出現交叉耐性,但組織移轉性佳,尤其肺組織移轉性極為良好。除了抗菌活性之外,14元環、15元環Macrolide類藥物有助於改善慢性發炎。主要副作用有胃腸障礙、肝障礙等,少有嚴重的不適症狀,是容易投與輕度感染症的藥劑,可作為對乙內醯胺類藥物過敏患者的替代藥物。

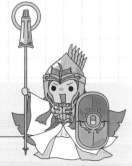

Lincomycin類藥物

→ p.096-097

具有類似Macrolide類藥物的作用機制、體內動態、抗菌譜,但基本結構(結構式)不同。

對類桿菌等厭氧菌具有強抗菌力,但對黴漿菌的抗菌力比較弱,與Macrolide類藥物會出現交叉耐性,經常引起困難梭狀芽孢桿菌的假膜性結腸炎,需要審慎注意。

Tetracycline類藥物

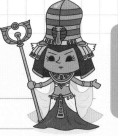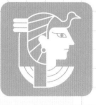

➡ p.098-099

從革蘭氏陽性球菌、革蘭氏陰性桿菌、立克次體到披衣菌，具有廣效抗菌譜，但現在多數菌種出現抗藥性。

治療叢林性斑疹傷寒等立克次體、鸚鵡病等披衣菌的第一選擇藥。作用於細菌核糖體的30S次單元阻礙蛋白質合成，發揮抑菌的效果。PK／PD參數為AUC／MIC。副作用有胃腸障礙、肝障礙、中樞神經障礙、日光過敏症、牙齒色素沉澱等，應避免投藥幼兒、新生兒、孕婦。

New Quinolone類藥物

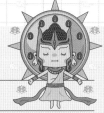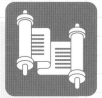

➡ p.100-103

現在常用的合成抗菌藥之一，因爲6位側鍊上連接氟，又稱爲Fluoroquinolone類藥物*。

此類藥物會阻礙DNA合成發揮殺菌的效果，從革蘭氏陽性球菌、革蘭氏陰性桿菌、黴漿菌到披衣菌，表現廣泛的抗菌力。其中，Respiratory Quinolone類藥物，是強化對抗引起社區型肺炎的重要病因菌——肺炎鏈球菌的藥劑。PK／PD參數為AUC／MIC、Cmax／MIC。對革蘭氏陰性球菌、革蘭氏陰性桿菌具有PAE，建議1天投藥1次。口服方式的吸收率高、組織移轉性良好，副作用有消化道症狀、暈眩、頭痛等。有報告指出，部分藥物與Flurbiprofen、Ketoprofen併用恐引起痙攣。因為具有引起關節異常的風險，投藥幼兒、孕婦時需要審慎注意。

＊：部分藥劑的6位側鍊上沒有連接氟。

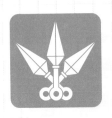

抗MRSA藥物

➜ p.104–113

ⓐ Glycopeptide類藥物

作用於細菌肽聚糖的前驅物，阻礙細胞壁的合成。對好氧性、厭氧性的革蘭氏陽性球菌具有抗菌力，注射劑用於MRSA等抗藥性菌的感染症，容易引起腎功能障礙、耳毒性，需要審慎注意。有效血中濃度範圍狹窄，建議進行TDM來決定有效投與量。因為幾乎不被腸道吸收，口服藥可用於MRSA腸炎、困難梭狀芽孢桿菌引起的假膜性結腸炎。

ⓑ Oxazolidinone類藥物

作用於細菌核糖體的50S次單元阻礙蛋白質合成，發揮抑菌的效果。主要作用於革蘭氏陽性球菌，適應症有MRSA感染症、VREF[*]感染症。非常容易經由腸道吸收，注射藥與口服藥的體內動態幾乎相同，組織移轉性也良好，但需要注意骨髓抑制的副作用。

＊：Vancomycin抗藥性屎腸球菌。

ⓒ Cyclic polypeptide類藥物

與細菌的細胞膜結合引發去極化，發揮殺菌的效果。主要對革蘭氏陽性球菌具有抗菌力，適應症有MRSA感染症，可用於血液循環感染、皮膚軟組織感染等。因為不活化肺表面活性物質，對肺炎等呼吸道感染症不怎麼有效。投藥時需要注意對骨骼肌的副作用（CPK上升）。

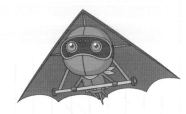

其他的抗菌藥

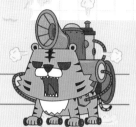

→ p.114-121

ⓐ Glycylcycline類藥物

此類藥物為Tetracycline類藥物的誘導體，但抗菌譜、使用目的不同。作用於細菌核糖體的30S次單元，因為結合方式不同，對Tetracycline抗藥性菌也有效。從革蘭氏陽性球菌到陰性桿菌，具有廣泛抗菌活性，可用於對其他抗菌藥表現抗藥性的陰性桿菌*，但對綠膿桿菌沒有抗菌效果。

*：乙內醯胺類藥物、Fluoroquinolone類藥物（New Quinolone類藥物）、Aminoglycoside類藥物中，對2類以上表現抗藥性的菌種。

ⓑ Polypeptide類藥物

改變細胞膜的通透性，發揮殺菌的效果，對革蘭氏陰性桿菌具有強抗菌力，幾乎不被腸道吸收。近年，可加入黏菌素（colistin）的點滴靜注來投藥。適應菌種有多重抗藥性*的綠膿桿菌、不動桿菌等革蘭氏陰性桿菌。

*：乙內醯胺類藥物、Fluoroquinolone類藥物（New Quinolone類藥物）、Aminoglycoside類藥物等，可用於對3類具有抗藥性的菌種。

ⓒ ST復合劑

Sulfonamide類藥物會阻礙細菌葉酸的合成，發揮抑菌的效果。相較於其他藥劑，抗菌力弱、抗藥性顯著且具有交叉耐性。Sulfamethoxazole和Trimethoprim的複合劑——ST複合劑展現加乘效果，具有從革蘭氏陽性球菌到陰性桿菌的廣效抗菌譜，組織移轉性也良好，但可能產生嚴重的副作用（血液障礙、休克等），僅限於特定的情況下使用。此藥物可用於治療肺囊蟲肺炎（Pneumocystis pneumonia）。

ⓓ Nitroimidazole類藥物

藉由損傷DNA，發揮抗厭氧菌、原蟲（滴蟲、赤痢變形蟲）的效果。此類藥物幾乎會經由消化道100％吸收，且組織移轉性優異，可用於治療厭氧菌感染症、困難梭狀芽孢桿菌引起的假膜性結腸炎、幽門螺旋桿菌感染症（僅用口服藥）等。

抗結核藥物

➡ p.122-129

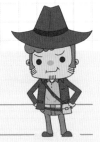

一般併用Isoniazid＋Rifampicin＋Pyrazinamide＋Streptomycin（或者 Ethambutol）四劑持續投藥2個月。之後，再以Isoniazid＋Rifampicin投藥4個月。

抑制結核菌的細胞壁成分黴菌酸的合成（Isoniazid）、RNA合成（Rifampicin）、細胞壁合成（Pyrazinamide）、蛋白質合成（Streptomycin）等，發揮抗結核菌的效果。一般作用於結核菌的分裂期，但Rifampicin也會作用於分裂休止期。結核病的治療原則上都是併用藥劑，不規則的藥物投與可能導致治療失敗、抗藥性菌增加，需要審慎注意。治療時間長，需要充分注意藥物的副作用。主要副作用為Isoniazid的周圍神經障礙、Streptomycin的聽力障礙、Ethambutol的視力障礙等。部分藥劑對分枝桿菌屬、麻瘋菌也有效果。

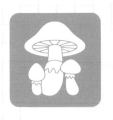

抗真菌藥物

➡ p.130-139

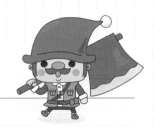

用於治療深層性黴菌症的抗真菌藥物，大致分為Polyene macrolide類藥物、Azole類藥物（Imidazole類、Triazole類）、Candin類藥物。

Polyene macrolide類藥物（Amphotericin B）會提高真菌細胞膜的通透性，讓細胞質成分滲漏，發揮抗真菌的效果。具有非常強力廣效的抗真菌活性，但容易產生嚴重的副作用（腎障礙、消化道症狀等）。為了減輕副作用、

提升感染部位移轉性，通常會使用微脂體製劑。而Azole類藥物藉由阻礙細胞膜成分麥角固醇（ergosterol）的合成；Candin類藥物藉由阻礙細胞壁的生物合成，表現抗真菌活性。相較於Polyene macrolide類藥物，抗真菌力略顯低下、抗真菌譜也狹窄，但副作用比較少。Pentamidine可用於肺囊蟲肺炎。

抗病毒藥物

➡ p.140–149

抗病毒藥物可用於疱疹病毒、流行性感冒病毒、肝炎病毒（B型肝炎、C型肝炎病毒）、人類免疫缺乏病毒（HIV病毒）等。

　　治療疱疹病毒的藥劑，會作用於病毒的DNA聚合酶阻礙DNA複製，可用於單純疱疹病毒、水痘帶狀疱疹病毒等感染症。治療流行性感冒病毒的藥劑，會專一性阻礙存在於病毒表面的神經胺酸酶（neuraminidase），阻礙病毒從感染細胞游離出來，防止病毒感染其他細胞。市面上有販售口服劑、吸入劑、注射劑，可用於治療預防A型、B型流行性感冒。

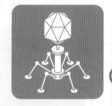

正確使用抗菌藥

抗菌藥的治療是，以病原微生物引起的感染症為對象，通常根據右圖的流程來進行。這小節會確認正確使用抗菌藥的PK／PD理論、TDM思維，並且提及如何閱讀第2章的各種資料。

抗菌藥的使用流程

1	掌握患者的背景
2	設想感染的器官
3	推定病因微生物
4	選擇抗菌藥
5	追蹤觀察
6	決定往後的治療方針（續用、變更、終止）

抗菌藥使用的基本

不同背景的患者，罹患的感染症不同，需要治療的病因微生物也不一樣。詳細問診患者生病經過，搭配看診身體確切掌握患者的背景。然後，設想受到感染的器官，推測感染症的病因微生物。引起各器官感染症的病因微生物類型不同，考量患者的嚴重程度與抗菌藥的組織移轉性等選擇抗菌藥（經驗性治療：empiric therapy），再根據抗藥性菌的PK／PD理論決定適當劑量、投藥方式。視情況需要，在投與抗菌藥之前採集檢體。Empiric therapy開始數天後，可取得病因微生物的確認結果與敏感性試驗結果，醫生需要根據這些結果與患者狀態，檢討是否變更為最佳抗菌藥。即便原本的Empiric therapy具有效果，若找到更適當的抗菌藥（比如狹效抗菌藥），仍然需要檢討是否變更。然後，追蹤觀察並且決定往後的治療方針，包括抗菌藥的續用、變更、中止。

什麼是抗菌藥的PK／PD理論？

PK／PD理論，在藥物確實發揮療效與預防副作用上扮演著重要的角色。PK（pharmacokinetics）是指藥物動態，也就是「體內的藥物變動」，表示藥物劑量、投藥間隔與體內藥物濃度的關係。而PD（pharmacodynamics）稱為藥力學，表示體內藥物濃度與其作用（效果、副作用）之間的關係。透過結合PK與PD（PK／PD理論）進行合理的投藥，能夠實現更為準確的藥物治療。

為了最大限度引出抗菌藥的療效，並且防止抗藥性菌的衍生，學者進行了許多以抗菌藥血中濃度與對細菌MIC（最低抑菌濃度：minimum inhibitory concentration）為指標的研究，最後分成3項影響抗菌藥有效性的參數（稱為PK／PD參數）。

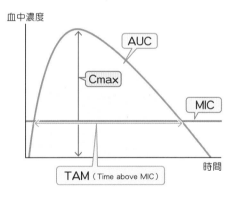

AUC：藥物血中濃度時間的曲線下面積
Cmax（Cpeak）：最高血中濃度
MIC：最低抑菌濃度
TAM：血中濃度大於MIC的時間

抗菌藥的PK╱PD參數

不同種類的抗菌藥有不一樣的PK╱PD參數，主要的抗菌藥PK╱PD參數如下所示：

參數	解說	對象的抗菌藥	投藥方式
Time above MIC（%TAM）	抗菌藥血中濃度大於MIC的時間（Time above MIC）；抗菌藥的血中濃度大於MIC的時間比例（%TAM）	Penicillin類藥物　Cephem類藥物　其他的乙內醯胺類藥物（部分）	屬於時間依賴性藥劑，需要增加每天投藥次數來提高臨床效果
Cmax/MIC（Cpeak/MIC）	抗菌藥最高血中濃度（Cmax）與MIC的比值（Cmax╱MIC）	Aminoglycoside類藥物　New Quinolone類藥物	屬於濃度依賴性藥劑，推薦增加每天的投與量（減少每天的投藥次數）
AUC/MIC	抗菌藥AUC（血中濃度－時間的曲線下面積：area under concentration time curve）與MIC的比值	New Quinolone類藥物　Aminoglycoside類藥物　Macrolide類藥物　Lincomycin類藥物　Tetracycline類藥物　抗MRSA藥物（部分）	屬於時間依賴性藥劑，需要增加投與量來提高臨床效果

＊：Aminoglycoside類藥物會用波鋒值（藥物分布組織完成，血液－組織間濃度達到平衡狀態時的濃度）與MIC的比值（Cpeak╱MIC）。

第2章的PK╱PD參數會以下面的圖像表示。

TAM　Cmax/MIC　Cpeak/MIC　AUC/MIC　Cpeak/MIC AUC/MIC　AUC/MIC Cmax/MIC

抗藥性的TDM

藥物療法過去會採用「經驗拿捏」，也就是根據經驗來決定劑量、投藥間隔。現在則會基於臨床藥理學的理論來設計投藥，TDM（藥物治療監測：therapeutic drug monitoring）就是其中一個例子。為了最大限度發揮藥物療效、將副作用降至最低，進行更具效果的治療，需要由與藥物治療相關的各種因素（藥物血中濃度、臨床檢查資料、臨床症狀等）決定藥物劑量、投藥間隔。具體做法為，測定血中濃度等解析藥物動態，再進行理論的投藥設計，進而提升藥物療法的質。

需要進行TDM的藥劑有：①藥物動態會因個人或者病況出現大幅變動的藥物、②有效治療劑量固定的藥物、③治療劑量與中毒劑量差距接近的藥物、④血中濃度會因藥物相互作用出現大幅變動的藥物等。抗菌藥當中，下表中的藥劑是TDM的主要對象。

在進行TDM時，與一般臨床數值不同，血中濃度會出現大幅變動，需要特別注意藥劑的投與方式與抽血的時間點。對象藥劑的投藥方式與抽血時間點皆有其規定，務必嚴格遵守。

各抗菌藥的TDM項目與目標值（成人、腎功能正常的病例）

類別	藥品名	治療（臨床上、細菌學上）效果（μg/mL）	防止副作用（μg/mL）
Aminogly-coside 類藥物	Garamycin	Cpeak；≧15～20（MIC=2）	谷底值；＜1
	Amikacin	Cpeak；50～60（MIC=8）	谷底值；＜4
	Habekacin	Cpeak；≧15～20	谷底值；＜1～2
Glycopep-tide類藥物	Vancomycin	谷底值；10～20	谷底值；＜20
	Teicoplanin	谷底值；15～30	谷底值；＜40～60
抗真菌藥物	Voriconazole	谷底值；1～2	谷底值；＜4～5

第2章中需要進行TDM的藥劑，會標註 **TDM** 的圖示。

器官損傷患者的抗菌藥投與

藥物會以未變化體直接由尿液排出，或者由肝臟代謝形成代謝物排至體外。主要以未變化體直接由尿液排出的藥劑，稱為「腎排泄型藥物」；其他的藥劑（主要由肝臟代謝）稱為「肝代謝型藥物」。

對腎功能低下的患者投與腎排泄型藥物；對肝功能低下的患者投與肝代謝型藥物的場合，需要審慎注意。

腎功能低下時的抗菌藥投與

腎功能是以肌酸酐廓清率（CLcr）作為指標。CLcr實際值的測定需要繁雜的尿液收集，所以一般會改用Cockcroft-Gault[*1]公式，由血清肌酸酐值來計算CLcr。抗菌藥大多為腎排泄型藥物，在腎功能低下時投與抗菌藥的場合，需要減少劑量或者延長投藥間隔。配合腎功能的投藥方式，會根據Giusti-Hayton法[*2]進行調整。

[*1]：男性的CLcr（mL／分）＝〔（140−年齡）× 體重（kg）〕÷〔72×血清肌酸酐值（mg/dL）〕
　　　女性＝男性的85%
[*2]：投藥間隔不變、投與量改變的場合：投與量＝通常1回量×修正係數（R）
　　　投與量不變、投藥間隔改變的場合：投藥間隔＝通常投藥間隔÷修正係數（R）
　　　修正係數（R）＝1−尿中未變化體排泄率（fu）×（1−CLcr（enz）／120）

肝功能低下時的抗菌藥投與

肝功能是以ALT、AST、血清膽紅素值等數值，加上Child-Pugh分級作為指標。但是，不管哪一個測定值都難說是肝代謝、膽汁排泄的正確指標。在肝功能低下的時候，需要調節用量的主要抗菌藥有Tigecycline（➡p.114）、Voriconazole（➡p.134）。

在第2章「一般投藥方式」，會以下面的圖像表示腎功能損傷患者、肝功能損傷患者的用量調整。

〈例〉
　　　　　　　　　　　　O　　不需調節
　　　　　　　　　　　　△　　減量或者延長投藥間隔
　　　　　　　　　　　　−　　沒有資料

孕婦、哺乳婦的抗菌藥投與

關於懷孕中的藥物使用，必須注意催畸形性、胎兒毒性。一般來說，藥物對胎兒產生的有害作用，會因藥物的胎盤通透性與使用時期而異。分子量小、脂溶性高、非離子型、蛋白結合率低的藥物，通常胎盤通透性良好。懷孕3～12週是各器官的形成時期，在這個時期容易發生嚴重畸形，需要審慎使用藥劑。懷孕期間應該避免投與的藥物有：Aminoglycoside類藥物（第8神經損傷、先天性聽力損傷）、Tetracycline類藥物（牙齒著色、琺瑯質發育不全）、ST複合劑（新生兒黃疸、動物的催畸形性）、New Quinolone類藥物（動物的關節損傷）。

對乳兒來說，母乳是理想的營養來源，哺乳對母子雙方都有好處。然而，移轉至母乳的藥劑，恐經由母乳對幼兒造成傷害。分子量小、脂溶性高、非離子型、蛋白結合率低的藥劑，通常母乳的移轉性良好。

應該避免投與哺乳婦的抗菌藥有：New Quinolone類藥物（➡p.100、➡p.102）、Glycylcycline類藥物（➡p.114）、Polypeptide類藥物（➡p.116）、ST複合劑（➡p.118）、Ethambutol（➡p.128）等。孕婦、哺乳婦不會是醫藥品開發時的治療試驗對象，上市販售後也幾乎沒有高精度的介入試驗，所以目前藥物對孕婦、哺乳婦有何影響，資訊仍舊不足。

在第2章「一般投藥方式」，會以下面的圖像表示懷孕、哺乳的綜合評估。

〈例〉

O　可以安全使用

△　可以使用，但應盡量避免

×　避免使用

抗菌藥的副作用

　　抗菌藥是選擇性毒性高、相對安全性高的藥劑，再加上使用期間通常為短期，可說是相對容易使用的藥劑。然而，在實際臨床上，輕度副作用可能變成重症副作用，需要審慎注意。抗菌藥的主要副作用有：①急性過敏、②皮膚損傷（藥疹：史帝芬強生症候群、毒性表皮溶解症、光線過敏症）、③腎損傷（腎小管損傷、間質性腎炎）、④肝損傷（肝細胞損傷型、膽汁淤滯型）、⑤血液障礙、骨髓抑制（溶血性貧血、顆粒球減少、血小板減少）、⑥呼吸器官損傷（間質性肺炎）、⑦心血管損傷（QT延長）、⑧中樞神經系統損傷（痙攣）、⑨消化道損傷（腹瀉、假膜性結腸炎）、⑩其他（橫紋肌溶解症、聽覺損傷、視覺損傷）等。

　　使用醫藥品產生副作用的場合，收集相關資料活用於往後的醫療是非常重要的事情。日本以全國醫療機關及藥局等為對象，規定醫師、牙醫師、藥劑師使用醫藥品等產生副作用、感染症時，有義務向厚生勞動大臣報告*。

＊：醫藥品、醫療機器等安全性資訊報告制度。

抗菌藥的相互作用

　　複數藥劑併用發生藥效增強或者減弱、產生副作用等情況，稱為相互作用。除了藥物間的相互作用之外，藥物與飲食、嗜好品也會有相互作用。在藥物吸收、分布、代謝、排泄過程中產生的相互作用，稱為藥物動態學相互作用；因藥物作用部位的敏感性改變而產生的相互作用，稱為藥力學相互作用。根據相互作用的影響程度，藥物可分為併用禁忌（不可併用）、併用注意（併用時需注意），併用禁忌的代表抗菌藥有Meropenem（➡p.074）、Tebipenem（➡p.076）、Clindamycin（➡p.096）、Rifampicin（➡p.124）、Fosfluconazole（➡p.132）、Voriconazole（➡p.134）、Pentamidine（➡p.138）等。

第 **2** 章

抗菌藥角色資料

本章會將常用的抗菌藥（包括抗真菌藥物、抗病毒藥物）大致分成14類，以52位漫畫角色來表現。為了幫助大家順暢閱讀各藥劑的資料、特徵等，請再次翻閱本書的使用方法（p.012-013）。

後面的一般投藥方式，僅表示具代表性疾病的用法、用量，更詳細的內容請參閱各藥品仿單。另外，其他未列舉的適應症會以＊標示，於下方欄外記載投藥方式。

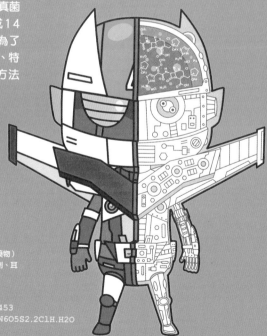

※本章列舉的抗菌藥（包括抗真菌藥物、抗病毒藥物）為內服藥、注射藥、部分吸入藥，未收錄眼滴劑、耳滴劑、軟膏等外用藥。

CB8691453
C19H24N6O5S2.2C1H.H2O
571.5

1 **Benzylpenicillin** 苄青黴素 `PCG`

ベンジルペニシリンカリウム／Benzylpenicillin Potassium

PENICILLIN G POTASSIUM（注射用）　　　Meiji Seika Pharma（1948年）

20萬單位、100萬單位

世界第一個實用化的抗生素，
具有狹效抗菌譜，
對革蘭氏陽性菌有效

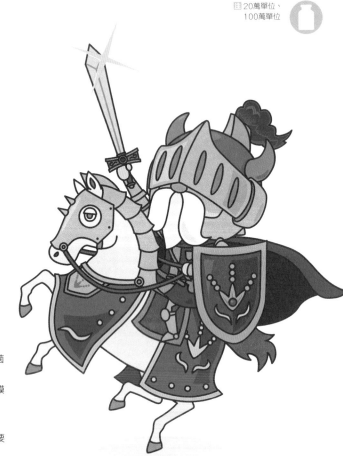

- 尤其對鏈球菌、腦膜炎菌具有高敏感性
- 感染性心內膜炎、腦膜炎、梅毒的第一選擇藥
- 對乙內醯胺酶不穩定
- 半衰期非常短，點滴需要多劑量給藥

阻礙細胞壁合成	TAM	小	中	腎	短	小
作用機制	PK/PD	蛋白結合率	分布容積	代謝／排泄	消失半衰期	分子量

同系藥劑 無符合

主要適應症 敗血症、**感染性心內膜炎** ➡ p.154、細菌性腦膜炎、急性呼吸道感染症、肺炎、**性感染症（梅毒）** ➡ p.168、耳鼻喉科感染症、皮膚軟組織感染症

適應菌 （部分省略）

革蘭氏陽性球菌

葡萄球菌屬、鏈球菌屬、肺炎鏈球菌、腸球菌屬

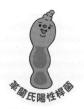

革蘭氏陽性桿菌

炭疽菌、白喉桿菌、放線桿菌

革蘭氏陰性球菌

淋菌、腦膜炎菌

革蘭氏陰性桿菌

厭氧菌

破傷風菌、氣性壞疽菌

非典型細菌

其他

回歸熱螺旋體、威爾氏症鉤端螺旋體、梅毒密螺旋體

一般投藥方式*

1次

[成人] ①感染性心內膜炎、②梅毒

①**400萬單位，1天6次（最大1次500萬單位、1天3,000萬單位）**
②**300～600萬單位，1天6次**
點滴靜注

 器官損傷患者 △ ○

 懷孕哺乳 ○ ○

 點滴靜注 溶解液體 生理食鹽液、5％葡萄糖液

禁忌症、禁忌藥
無符合

主要副作用
〔相對罕見但嚴重的症狀〕休克、溶血性貧血、顆粒性球缺乏症、急性腎衰竭等重症腎損傷、痙攣、假膜性腸炎等伴隨血便的重症大腸炎、毒性表皮溶解症（TEN）、史帝芬強生症候群（SJS）、出血性膀胱炎
〔相對常見的症狀〕發燒、發疹、蕁麻疹、嗜酸性球增多、顆粒球減少、血小板減少、貧血、AST（GOT）上升、血管痛、靜脈炎等

*細菌性腦膜炎：[成人]1次400萬單位，1天6次 點滴靜注

2 **Ampicillin** 氨苄西林

アンピシリン水和物／Ampicillin Hydrate，アンピシリンナトリウム／Ampicillin Sodium

VICCILLIN（膠囊、乾糖漿 注射用） Meiji Seika Pharma（1965年）

□ 250mg，
100mg/g

0.25g、0.5g、
1g、2g

具有廣效抗菌譜，對革蘭氏陽性菌與部分革蘭氏陰性菌有效

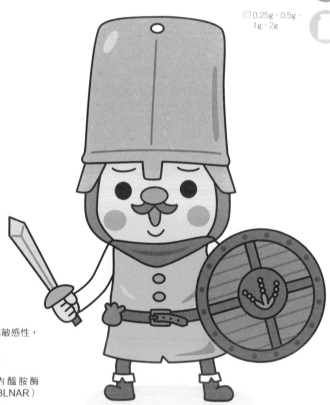

· 尤其對腸球菌具有高敏感性，但對綠膿桿菌無效

· 對乙內醯胺酶不穩定

· 會造成不產生乙內醯胺酶Ampicillin抗藥性（BLNAR）流行性感冒桿菌增加

阻凝細胞壁合成	TAM	小	中	腎	短	小
作用機制	PK/PD	蛋白結合率	分布容積	代謝／排泄	消失半衰期	分子量

同系藥劑 Ⓣ Amoxicillin（Sawacillin、PASETOCIN）、Bacampicillin（Pengood）
Ⓘ 無符合

主要適應症 敗血症、**感染性心內膜炎** → p.154、**細菌性腦膜炎** → p.156、急性呼吸道感染症、肺炎、腸道感染症、腹腔內感染症、尿道感染症、性感染症、婦科感染症、耳鼻喉科感染症、眼科感染症、齒源性感染症、手術部位感染症、骨髓炎與關節炎、**皮膚軟組織感染症** → p.178、發熱性嗜中性球減少症

適應菌

革蘭氏陽性球菌

葡萄球菌屬、鏈球菌屬、
肺炎鏈球菌、腸球菌屬

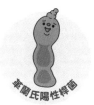

革蘭氏陽性桿菌

炭疽菌、放線桿菌、
單核細胞增多性李斯特菌

革蘭氏陰性球菌

淋菌、骨腦膜炎菌

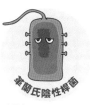

革蘭氏陰性桿菌

大腸桿菌、變形桿菌屬
（奇異變形桿菌）、
志賀桿菌、
流行性感冒桿菌

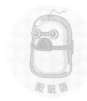

厭氧菌

非典型細菌

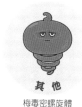

其 他

梅毒密螺旋體

一般投藥方式

1次

[成人] **250～500mg，
1天4～6次**
[幼兒] **6.25～12.5mg，
1天4次**

1天

[成人] **1～2g，1～2回に分割** 靜注
1～4g，分成1～2次 點滴靜注
（滴注1～2小時）
[幼兒] **100～200mg/kg，分成3～4次
（最大400mg/kg）** 靜注 點滴靜注

器官損傷患者 △ ○

懷孕哺乳 ○ ○

溶解液體 靜注 生理食鹽液、5％葡萄糖液
點滴靜注 補液

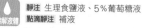

禁忌症、禁忌藥
傳染性單核症

主要副作用
〔相對罕見但嚴重的症狀〕休克、毒性表皮溶解症（TEN）、史帝芬強生症候群（SJS）、顆粒性球缺乏症、溶血性貧血、急性腎衰竭等重症腎損傷、假膜性腸炎等伴隨血便的重症大腸炎

〔相對常見的症狀〕發燒、蕁麻疹等、痙攣等神經症狀（對腎衰竭患者大量投藥）、腹瀉、噁心、食慾不振、AST（GOT）與ALT（GPT）上升、Al-P上升等

3 **Amoxicillin** 阿莫西林

アモキシシリン水和物／Amoxicillin Hydrate

Sawacillin（錠劑、膠囊、細粒）
PASETOCIN（錠劑、膠囊、細粒）

Astellas（1974年）
Aspen Japan（1974年）

125mg、250mg
100mg/g

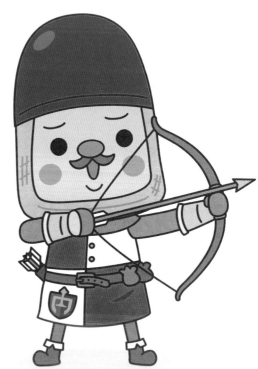

改善Amoxicillin的腸道吸收率，具有廣效抗菌譜

· 生體可用率約80～90%

· 對革蘭氏陽性菌與部分革蘭氏陰性菌有效

· 對乙內醯胺酶不穩定

· 對胃、十二指腸潰瘍等幽門螺旋桿菌感染症有效

阻礙細胞壁合成
作用機制

TAM
PK／PD

小
蛋白結合率

中
分布容積

腎
代謝／排泄

短
消失半衰期

小
分子量

同系藥劑 Ampicillin（VICCILLIN）、Bacampicillin（Pengood）

主要適應症 急性呼吸道感染症、肺炎、尿道感染症、性感染症、婦科感染症、**耳鼻喉科感染症** ➡ p.171、眼科感染症、**齒源性感染症** ➡ p.173、手術部位感染症、骨髓炎與關節炎、**皮膚軟組織感染症** ➡ p.178

適應菌

葡萄球菌屬、鏈球菌屬、
肺炎鏈球菌、腸球菌屬

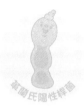

淋菌

大腸桿菌、變形桿菌屬
（奇異變形桿菌）、
流行性感冒桿菌、
幽門螺旋桿菌

其他
梅毒密螺旋體

一般投藥方式*

[成人]
1次 250mg，1天3~4次

[幼兒]
**1天 20~40mg/kg，分成3~4次
（最大90mg/kg）**

器官損傷患者 △ ○

懷孕哺乳 ○ ○

溶解液體

禁忌症、禁忌藥
傳染性單核症

主要副作用
〔相對罕見但嚴重的症狀〕休克、急性過敏、毒性表皮溶解症（TEN）、史帝芬強生症候群（SJS）、多型性紅斑、急性廣泛性發疹性膿疱症、紅皮症、血液障礙、肝損傷、腎損傷、大腸炎、間質性肺炎、嗜酸性球性肺炎、無菌性腦膜炎

〔相對常見的症狀〕發疹、嗜酸性球增多、腹瀉、軟便、噁心、嘔吐、食慾不振、腹痛、味覺異常等

*幽門螺旋桿菌感染症：[成人]（CAM、PPI併用時）1次750mg，1天2次，投藥7天

4 **Piperacillin** 哌拉西林

PIPC

ピペラシリンナトリウム／Piperacillin Sodium

PENTCILLIN（注射用、靜注用藥袋）　大正富山（1979年）

1g、2g

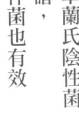

擴大對革蘭氏陰性菌的抗菌譜，對綠膿桿菌也有效

・膽汁移轉性良好
・對乙內醯胺酶不穩定

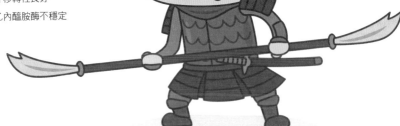

阻礙細胞壁合成	TAM	小	小	肝腎	短	中
作用機制	PK／PD	蛋白結合率	分布容積	代謝／排泄	消失半衰期	分子量

同系藥劑 無符合

主要適應症 敗血症、細菌性腦膜炎、急性呼吸道感染症、**肺炎** → p.160、腹腔內感染症、尿道感染症、婦科感染症

適應菌

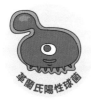

革蘭氏陽性球菌

葡萄球菌屬、鏈球菌屬、
肺炎鏈球菌、腸球菌屬

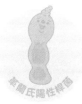

革蘭氏陽性桿菌

革蘭氏陰性球菌

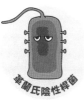

革蘭氏陰性桿菌

大腸桿菌、
檸檬酸桿菌屬、
肺炎桿菌、腸桿菌屬、
鋸桿菌屬、變形桿菌屬、
摩根氏桿菌、
普羅威登斯菌屬、
流行性感冒桿菌、
綠膿桿菌

厭氧菌

類桿菌屬、普雷沃菌屬
（二路普雷沃菌除外）

非典型細菌

一般投藥方式

[成人]
1天 **2~4g，2~4次 肌注 靜注 點滴靜注**
（最大1次4g，1天4次 靜注 點滴靜注）

[幼兒]
1天 **50~125mg/kg，分成2~4次**
（最大300mg/kg，分成3次）
靜注 點滴靜注

 器官損傷患者 △ ○ 懷孕哺乳 ○ ○

 溶解液體 靜注 生理食鹽液、5%葡萄糖液等
點滴靜注 補液
肌注 利多卡因注射液（0.5%）

禁忌症、禁忌藥
傳染性單核症

主要副作用
〔相對罕見但嚴重的症狀〕休克、急性過敏、毒性表皮溶解症（TEN）、史帝芬強生症候群（SJS）、急性廣泛性發疹性膿皰症、急性腎衰竭、間質性腎炎等重症腎損傷、全血球減少症、顆粒性球缺乏症、血小板減少、溶血性貧血、假膜性大腸炎等伴隨血便的重症大腸炎、發燒、咳嗽、呼吸困難、胸部X光異常、伴隨嗜酸性球增多等的間質性肺炎、PIE症候群、橫紋肌溶解症、肝功能損傷、黃疸

〔相對常見的症狀〕腹瀉、發燒、發疹、肝功能損傷、AST（GOT）與ALT（GPT）上升、γ-GTP上升等

5 **Sultamicillin** 舒他西林

スルタミシリントシル酸塩水和物／Sultamicillin Tosilate Hydrate

UNASYN（錠劑、細粒幼兒用） Pfizer（1990年）

☒ 375mg
☐ 100mg/g

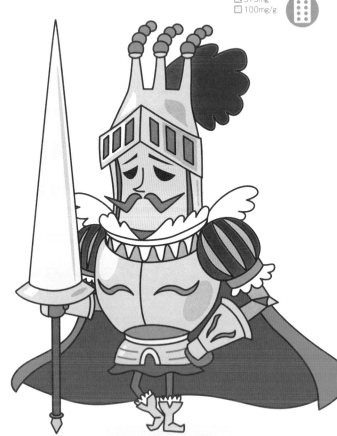

促使Ampicillin與乙內醯胺酶抑制劑結合的前驅藥

- 對乙內醯胺酶產生菌也有效
- 具有廣效抗菌譜，對混合感染有效
- 促使Ampicillin與Sulbactam發揮協同作用

作用機制	PK／PD	蛋白結合率	分布容積	代謝／排泄	消失半衰期	分子量
阻礙細胞壁合成	TAM	小	中	腎	短	中

同系藥劑 Amoxicillin、Clavulanic Acid（Augmentin）

主要適應症 急性呼吸道感染症、**肺炎** ➡ p.160、**尿道感染症** ➡ p.166、性感染症、婦科感染症、耳鼻喉科感染症、眼科感染症、皮膚軟組織感染症

適應菌

葛蘭氏陽性球菌

葡萄球菌屬、鏈球菌屬、
肺炎鏈球菌、腸球菌屬

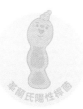

葛蘭氏陽性桿菌

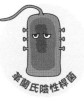

葛蘭氏陰性球菌

淋菌

葛蘭氏陰性桿菌

大腸桿菌、變形桿菌屬
（奇異變形桿菌）、
流行性感冒桿菌

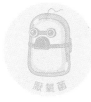

黴漿菌

非典型細菌

一般投藥方式

 [成人]
375mg，1天2～3次

 [幼兒]
15～30mg/kg，分成3次

 器官損傷患者   △ ○　 懷孕哺乳 ○ ○　 溶解液體

禁忌症、禁忌藥
傳染性單核症

主要副作用
〔相對罕見但嚴重的症狀〕休克、急性過敏性症狀、毒性表皮溶解症（TEN）、史帝芬強生症候群（SJS）、剝脫性皮膚炎、急性腎衰竭、間質性腎炎、血液障礙、出血性大腸炎、假膜性大腸炎、肝功能損傷、黃疸

〔相對常見的症狀〕發疹、腹瀉、軟便、AST（GOT）與ALT（GPT）上升、嗜中性球增多症、噁心、嘔吐等

6 Ampicillin·Sulbactam 氨苄西林·舒巴坦

アンピシリンナトリウム・スルバクタムナトリウム配合（2：1）／
Ampicillin Sodium・Sulbactam Sodium

ABPC/SBT

UNASYN-S（靜注用、靜注用組）　　　Pfizer（1994年）

0.75g（A：0.5g・S：0.25g）
1.5g（A：1g・S：0.5g）
3g（A：2g・S：1g）

複合劑
乙內醯胺酶抑制劑的
Ampicillin與

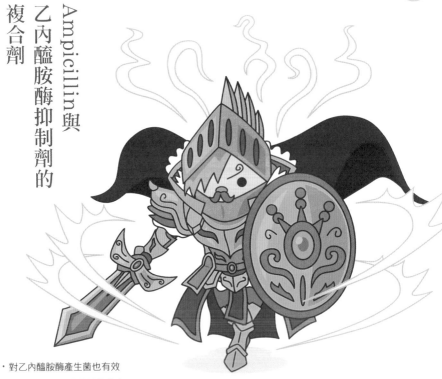

· 對乙內醯胺酶產生菌也有效
· 發揮Ampicillin本來的抗菌力
· 具有廣效抗菌譜，用於誤嚥性肺炎等

阻礙細胞壁合成
作用機制

TAM
PK／PD

小
蛋白結合率

中
分布容積

腎
代謝／排泄

短
消失半衰期

小
分子量

(同系藥劑) 無符合

(主要適應症) 感染性心內膜炎 ➡ p.154、肺炎 ➡ p.160、**腹腔內感染症** ➡ p.164、尿道感染症、齒源性感染症 ➡ p.173、手術部位感染症 ➡ p.174、皮膚軟組織感染症 ➡ p.178

(適應菌)

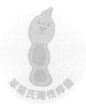

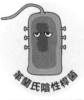

葡萄球菌屬、肺炎鏈球菌　　　　　　　　　　　卡他莫拉菌　　　　　大腸桿菌、變形桿菌屬、流行性感冒桿菌

一般投藥方式

1次

[成人] ①肺炎,肺膿瘍,腹膜炎,②膀胱炎
①3g,1天2次(最多1天4次)
②1.5g,1天2次
靜注 點滴靜注

1天

[幼兒]
60～150mg/kg,分成3～4次
靜注 點滴靜注

 靜注 注射用水、生理食鹽液、5%葡萄糖液
溶解液糖 點滴靜注 補液

(禁忌症、禁忌藥)
傳染性單核症

(主要副作用)
〔相對罕見但嚴重的症狀〕休克、急性過敏、毒性表皮溶解症(TEN)、史帝芬強生症候群(SJS)、急性廣泛性發疹性膿皰症、血液障礙、急性腎衰竭、間質性

腎炎、假膜性大腸炎、肝功能損傷、間質性肺炎、嗜酸性球肺炎
〔相對常見的症狀〕腹瀉、軟便、噁心、嘔吐、發疹、發燒、AST(GOT)與ALT(GPT)上升、AI-P上升、γ-GTP上升、嗜中性球增多等

7 Amoxicillin·Clavulanic Acid 阿莫西林·克拉維酸鉀

アモキシシリン水和物・クラブラン酸カリウム配合（14：1）／
Potassium Clavulanate・Amoxicillin Hydrate

AMPC/CVA

CLAVAMOX（幼兒用配製乾糖漿）

 GSK（2005年）

CVA 42.9mg：
AMPC 600mg/
1.0g

複合劑
乙內醯胺酶抑制劑的
Amoxicillin與
小兒科領域專用的

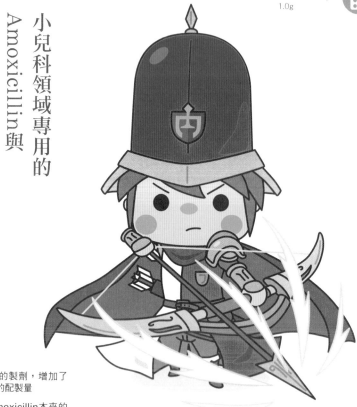

· 相較於過往的製劑，增加了
　Amoxicillin的配製量

· 能夠發揮Amoxicillin本來的
　抗菌力

	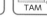					
阻礙細胞壁合成	TAM	小	中	腎	短	小
作用機制	PK／PD	蛋白結合率	分布容積	代謝／排泄	消失半衰期	分子量

同系藥劑 無符合

主要適應症 急性呼吸道感染、肺炎 ➡ p.160、**尿道感染症** ➡ p.166、**耳鼻喉科感染症** ➡ p.171、皮膚軟組織感染症、**發熱性嗜中性球減少症** ➡ p.180

適應菌

革蘭氏陽性球菌

葡萄球菌屬、肺炎鏈球菌

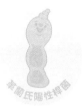

革蘭氏陽性桿菌

革蘭氏陰性球菌

卡他莫拉菌

革蘭氏陰性桿菌

大腸桿菌、克留氏菌屬、
變形桿菌屬、
流行性感冒桿菌

厭氧菌

類桿菌屬、普雷沃菌屬
（二路普雷沃菌除外）

非典型細菌

一般投藥方式

1天

[幼兒]
96.4mg/kg（CVA：6.4mg/kg，AMPC：90mg），
分成2次（間隔12小時，飯前服用）

 器官損傷患者 △ ○　 懷孕哺乳 ー ー　　 溶解液體 ー

禁忌症、禁忌藥
傳染性單核症、主劑引起的黃疸或者肝功能損傷

主要副作用
〔相對罕見但嚴重的症狀〕休克、急性過敏、毒性表皮溶解症（TEN）、史帝芬強生症候群（SJS）、多型性紅斑、急性廣泛性發疹性膿皰症、紅皮症（剝脫性皮膚炎）、顆粒球缺乏症、顆粒球減少、急性腎衰竭、假膜性大腸炎、出血性大腸炎、肝損傷、間質性肺炎、嗜酸性球肺炎、無菌性腦膜炎
〔相對常見的症狀〕濕疹、發疹、發燒、腹瀉、軟便、嘔吐、口內炎等

8 Piperacillin・Tazobactam 哌拉西林・他唑巴坦

ピペラシリン水和物・タゾバクタム配合（8：1）／
Piperacillin Hydrate・Tazobactam

 PIPC/TAZ

ZOSYN（靜注用、點滴靜注用配劑吊袋）

大正富山（2008年）

2.25g（P：2g・T：0.25g）
4g（P：4g・T：0.5g）

複合劑

乙內醯胺酶抑制劑的

Piperacillin與

・可高劑量投藥Piperacillin
・Penicillin類藥物中，最廣效抗菌譜之一
・對綠膿桿菌與厭氧菌的混合感染也有效
・對發熱性嗜中性球減少症也有效

阻礙細胞壁合成	TAM	小	小	肝腎	短	中
作用機制	PK／PD	蛋白結合率	分布容積	代謝／排泄	消失半衰期	分子量

060

`同系藥劑` 無符合

`主要適應症` **敗血症** ➡ p.152、**肺炎** ➡ p.160、**腹腔內感染症** ➡ p.164、**尿道感染症** ➡ p.166、骨髓炎與關節炎 ➡ p.176、皮膚軟組織感染症、**發熱性嗜中性球減少症** ➡ p.180

`適應菌`

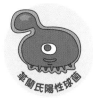

葡萄球菌屬、鏈球菌屬、
肺炎鏈球菌、腸球菌屬

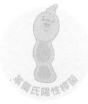

卡他莫拉菌

大腸桿菌、
檸檬酸桿菌屬、
克留氏菌屬、腸桿菌屬、
鋸桿菌屬、變形桿菌屬、
普羅威登斯菌屬、
流行性感冒桿菌、
綠膿桿菌、不動桿菌屬

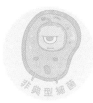

消化鏈球菌屬、類桿菌屬、
普雷沃菌屬、梭菌屬
（困難梭狀芽孢桿菌除外）

一般投藥方式*

1次

[成人]
①4.5g，1天3次（肺炎：最多1天4次）
②4.5g，1天2次（最多3次）
靜注 點滴靜注

1次

[幼兒]
①112.5mg/kg，1天3次
②112.5mg/kg，1天2次（最多3次）
靜注 點滴靜注

①敗血症、肺炎、腹膜炎、腹腔內膿瘍、膽囊炎、膽管炎，②腎盂腎炎、複雜性膀胱炎

器官損傷患者 △ ○ 懷孕哺乳 ○ ○ 溶解液體 靜注 注射用水、生理食鹽液、5％葡萄糖液
點滴靜注 補液

`禁忌症、禁忌藥`
傳染性單核症

`主要副作用`

〔相對罕見但嚴重的症狀〕休克、急性過敏、毒性表皮溶解症（TEN）、史帝芬強生症候群（SJS）、急性廣泛性發疹性膿皰症、劇症肝炎、肝功能損傷、黃疸、急性腎損傷、間質性腎炎、全血球減少症、顆粒球缺乏症、血小板減少症、溶血性貧血、假膜性大腸炎、間質性肺炎、PIE症候群、橫紋肌溶解症、藥物過敏症候群

〔相對常見的症狀〕腹瀉、便祕、發疹、嘔吐、發燒、頭痛、AST（GOT）與ALT（GTP）上升、γ-GTP上升、低鉀血症、腎功能損傷、肌酸酐上升、嗜酸性球增多等

＊發熱性嗜中性球減少症：[成人]1次4.5g，1天4次 靜注 點滴靜注，[幼兒]1次90mg/kg，1天4次 靜注 點滴靜注

9 Cefazolin 頭孢唑林

CEZ

セファゾリンナトリウム水和物／Cefazolin Sodium Hydrate

Cefamezin α（注射用、點滴用吊袋、肌注用） Astellas（1999年）

注 0.25g、0.5g、1g、2g

預防術後感染的標準藥

（下消化道除外）

- 主要對革蘭氏陽性菌與部分革蘭氏陰性菌有效
- 對乙內醯胺酶不穩定

作用機制	PK／PD	蛋白結合率	分布容積	代謝／排泄	消失半減期	分子量
阻礙細胞壁合成	TAM	大	小	腎	中	中

同系藥劑 Cefalotin（Coaxin）

主要適應症 敗血症、**感染性心內膜炎** ➡ p.154、急性呼吸道感染症、肺炎、腹腔內感染症、尿道感染症、婦科感染症、耳鼻喉科感染症、眼科感染症、齒源性感染症、**手術部位感染症** ➡ p.174、**骨髓炎與關節炎** ➡ p.176、**皮膚軟組織感染症** ➡ p.178

適應菌

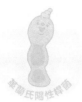

葡萄球菌屬、鏈球菌屬、肺炎鏈球菌

大腸桿菌、肺炎桿菌、變形桿菌屬（奇異變形桿菌）、普羅威登斯菌屬

一般投藥方式

 [成人]

1天 1g，分成2次，效果不足時1.5g～3g，分成3次（最多5g）
靜注 點滴靜注 肌注

 器官障害患者 △ ○

妊娠授乳 ○ ○

[幼兒]

1天 20～40mg/kg，分成2次，效果不足時50mg/kg，分成3次（最多100mg/kg）
靜注 點滴靜注 肌注

 溶解液
靜注 生理食鹽液、5%葡萄糖液
點滴靜注 補液
肌注 利多卡因注射液（0.5w/v％）

禁忌症、禁忌藥
無符合

主要副作用
〔相對罕見但嚴重的症狀〕休克、急性過敏性症狀、血液障礙、肝損傷、腎損傷、大腸炎、史帝芬強生症候群（SJS）、毒性表皮壞死症候群（Lyell症候群）、間質性肺炎、PIE症候群、痙攣

〔相對常見的症狀〕發疹、紅斑、噁心、嘔吐、AST（GOT）與ALT（GPT）上升、BUN上升、顆粒球減少、嗜酸性球增多等

10 **Cefmetazole** 西福每他唑 CMZ

セフメタゾールナトリウム／Cefmetazole Sodium

CEFMETAZON（靜注用、點滴靜注用吊袋、肌注用） 第一三共（1979年）

0.25g、0.5g、1g、2g

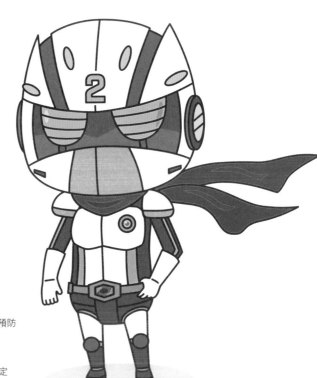

比起第1代藥物，擴大對革蘭氏陰性桿菌的抗菌力

064

- ·可用於下消化道手術後的預防投藥
- ·對厭氧菌也有強抗菌力
- ·比第1代對乙內醯胺酶更穩定
- ·與酒精會產生類戒酒反應（disulfiram-like reactions）

阻礙細胞壁合成	TAM	大	小	腎	短	小
作用機制	PK／PD	蛋白結合率	分布容積	代謝／排泄	消失半減期	分子量

（同系藥劑）Flomoxef（Flumarin）、Cefotiam（PANSPORIN、Halospor）、Cefminox Sodium（MEICELIN）

（主要適應症）敗血症、急性呼吸道感染症、肺炎、**腹腔內感染症** → p.164、尿道感染症、婦科感染症、齒源性感染症、**手術部位感染症** → p.174

（適應菌）

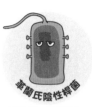

葡萄球菌屬

大腸桿菌、肺炎桿菌、
變形桿菌屬、
摩根氏桿菌、
普羅威登斯菌屬

消化鏈球菌屬、類桿菌屬、
普雷沃菌屬
（二路普雷沃菌除外）

一般投藥方式

[成人]
1～2g，分成2次
（最多4g，分成2～4次）
靜注　點滴靜注　肌注

 器官障害患者
 △
 ○

 妊娠授乳
 ○
 ○

[幼兒]
25～100mg/kg，分成2～4次
（最多150mg/kg）
靜注　點滴靜注

溶解液
靜注　注射用水、生理食鹽液、5%葡萄糖液
點滴靜注　補液
肌注　利多卡因注射液（0.5%）

（禁忌症、禁忌藥）
無符合

（主要副作用）
〔相對罕見但嚴重的症狀〕休克、急性過敏、毒性表皮溶解症（TEN）、史帝芬強生症候群（SJS）、急性腎

衰竭、肝炎、肝功能損傷、黃疸、顆粒球缺乏症、溶血性貧血、血小板減少、假膜性大腸炎、間質性肺炎、PIE症候群
〔相對常見的症狀〕AST（GOT）與ALT（GPT）上升、發疹、噁心、嘔吐、腹瀉、嗜酸性球增多等

11 **Flomoxef** 氟氧頭孢

フロモキセフナトリウム／Flomoxef Sodium

Flumarin（靜注用、靜注用吊袋） SHIONOGI（1988年）

0.5g、1g

比起第1代藥物，擴大對革蘭氏陰性桿菌的抗菌力

- 可用於下消化道手術後的預防投藥
- 對厭氧菌也有強抗菌力
- 比第1代對乙內醯胺酶更穩定

阻礙細胞壁合成
作用機制

TAM
PK／PD

小
蛋白結合率

小
分布容積

腎
代謝／排泄

短
消失半減期

中
分子量

同系藥劑 Cefmetazole（CEFMETAZON）、Cefotiam（PANSPORIN、Halospor）、
Cefminox Sodium（MEICELIN）

主要適應症 敗血症、感染性心內膜炎、急性呼吸道感染症、腹腔內感染症、尿道感染症、
婦科感染症、耳鼻喉科感染症、**手術部位感染症** ➡ p.174

適應菌

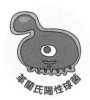

革蘭氏陽性球菌

葡萄球菌屬、鏈球菌屬、
肺炎鏈球菌、革蘭氏陽性桿菌

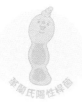

革蘭氏陽性桿菌

革蘭氏陰性球菌

淋菌、卡他莫拉菌

革蘭氏陰性桿菌

大腸桿菌、克留氏菌屬、
變形桿菌屬、
摩根氏桿菌、
普羅威登斯菌屬、
流行性感冒桿菌

厭氧菌

消化鏈球菌屬、類桿菌屬、
普雷沃菌屬
（二路普雷沃菌除外）

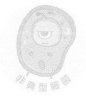

非典型細菌

一般投藥方式

[成人]

1天
1～2g，分成2次
（最多4g，分成2～4次）
靜注 點滴靜注

[幼兒]

1天
60～80mg/kg，分成3～4次
（最多150mg/kg）
靜注 點滴靜注

臟器障害
患者
  △ ○

妊娠
授乳
 ○ ○

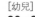溶解液
靜注 注射用水、生理食鹽液、5％葡萄糖液
點滴靜注 生理食鹽液、5％葡萄糖液

禁忌症、禁忌藥
無符合

主要副作用
〔相對罕見但嚴重的症狀〕休克、急性過敏、急性腎衰竭、全血球減少、顆粒球缺乏症、血小板減少、溶血性貧血、假膜性大腸炎、毒性表皮溶解症（TEN）、

史帝芬強生症候群（SJS）、間質性肺炎、PIE症候群、肝功能損傷、黃疸
〔相對常見的症狀〕發疹、貧血、嗜酸性球增多、顆粒球減少、AST（GPT）與ALT（GPT）上升、Al-P上升、γ-GTP上升、腹瀉等

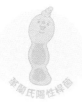

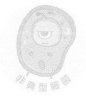

12 **Ceftriaxone** 頭孢曲松 CTRX

セフトリアキソンナトリウム水和物／Ceftriaxone Sodium Hydrate

ROCEPHIN（靜注用、點滴靜注用吊袋） 中外（1986年）

0.5g、1g

比起第2代藥物，擴大對革蘭氏陰性桿菌的抗菌力

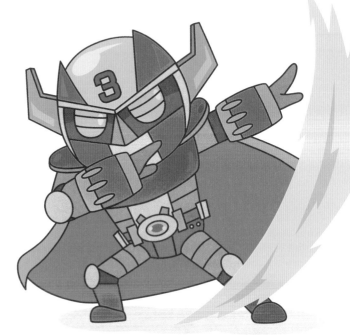

- 對腸內細菌屬有用，對革蘭氏陽性球菌的抗菌力低落
- 對乙內醯胺酶穩定
- 髓液移轉性良好
- 半衰期長，可1天投藥1次
- 膽汁排泄良好
- 蛋白結合率非常高

   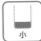

阻礙細胞壁合成	TAM	大	小	肝腎	長	中
作用機制	PK／PD	蛋白結合率	分布容積	代謝／排泄	消失半減期	分子量

同系藥劑 Cefotaxime（Claforan、Cefotax）、Cefoperazone（Cefoperazine、CEFOBID）、Ceftazidime（Modacin）、Cefmenoxime（BESTCALL）、Latamoxef（Shiomarin）

主要適應症 敗血症、細菌性腦膜炎、急性呼吸道感染症、**肺炎** ➡ p.160、**腸道感染症** ➡ p.162、**腹腔內感染症** ➡ p.164、尿道感染症、**性感染症** ➡ p.168、婦科感染症、**耳鼻喉科感染症** ➡ p.171、眼科感染症、**齒源性感染症** ➡ p.173、骨髓炎與關節炎 ➡ p.176

適應菌

革蘭氏陽性球菌

葡萄球菌屬、鏈球菌屬、腸球菌屬

革蘭氏陽性桿菌

革蘭氏陰性球菌

淋菌

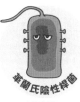

革蘭氏陰性桿菌

大腸桿菌、檸檬酸桿菌屬、克留氏菌屬、腸桿菌屬、鋸桿菌屬、變形桿菌屬、摩根氏桿菌、普羅威登斯菌屬、流行性感冒桿菌

厭氧菌

消化鏈球菌屬、類桿菌屬、普雷沃菌屬（二路普雷沃菌除外）

非典型細菌

一般投藥方式＊

[成人]

1天 **1～2g，分成1～2次（最多4g，分成2次）**
靜注 點滴靜注（滴注30分鐘以上）

[幼兒]

1天 **20～60mg/kg，分成1～2次（最多120mg/kg，分成2次）**
靜注 點滴靜注（滴注30分鐘以上）

腎衰障害患者   △ —

妊娠授乳   ○ ○

溶解液 靜注 注射用水、生理食鹽液、5%葡萄糖液
點滴靜注 補液

禁忌症、禁忌藥
高膽紅素血症的未熟兒、新生兒

主要副作用
〔相對罕見但嚴重的症狀〕休克、急性過敏、全血球減少、顆粒球缺乏症、白血球減少、血小板減少、溶血性貧血、劇症肝炎、肝功能損傷、黃疸、急性腎衰竭、間質性腎炎、假膜性大腸炎、毒性表皮溶解症（TEN）、史帝芬強生症候群（SJS）、急性廣泛性發疹性膿皰症、間質性肺炎、肺嗜酸性球增多症（PIE症候群）、膽結石、膽囊內沉澱物、腎尿道結石、意識障礙
〔相對常見的症狀〕發疹、蕁麻疹、發燒、AST（GOT）與ALT（GPT）上升、AI-P上升、腹瀉等

＊淋菌感染症：[成人]（咽喉炎、尿道炎、子宮頸炎、直腸炎）單次1g，（副睪丸炎、骨盆腔發炎性疾病）1天1次1g
靜注 點滴靜注

13 Cefepime 頭孢吡肟

セフェピム塩酸塩水和物／Cefepime Dihydrochloride Hydrate

MAXIPIME（注射用） 　　　　　　　　　　**Bristol-Myers Squibb**（1995年）

圖 0.5g・1g

具有Cephem類藥物中
最廣效的抗菌譜，
對綠膿桿菌也有效

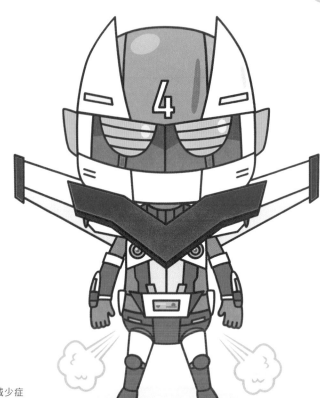

・對腸球菌無效

・對乙內醯胺酶穩定

・對發熱性嗜中性球減少症
　也有效

阻礙細胞壁合成	TAM	小	小	腎	短	中
作用機制	PK／PD	蛋白結合率	分布容積	代謝／排泄	消失半減期	分子量

同系藥劑 Cefozopran（FIRSTCIN）、Cefpirome（Cefpirome）

主要適應症 **敗血症**➡ p.152、**細菌性腦膜炎**➡ p.156、急性呼吸道感染、肺炎、**腹腔內感染症** ➡ p.164、尿道感染症、婦科感染症、耳鼻喉科感染症、手術部位感染症、**骨髓炎與關節炎**➡ p.176、皮膚軟組織感染症、發熱性嗜中性球減少症

適應菌

革蘭氏陽性球菌

葡萄球菌屬、鏈球菌屬、
肺炎鏈球菌

革蘭氏陽性桿菌

革蘭氏陰性球菌

卡他莫拉菌

革蘭氏陰性桿菌

大腸桿菌、
檸檬酸桿菌屬、
克留氏菌屬、腸桿菌屬、
鋸桿菌屬、變形桿菌屬、
摩根氏桿菌、
普羅威登斯菌屬、
流行性感冒桿菌、
假單胞菌屬、綠膿桿菌、
洋蔥伯克氏菌、
不動桿菌屬、
嗜麥芽寡養單胞菌

厭氧菌

消化鏈球菌屬、類桿菌屬、
普雷沃菌屬
（二路普雷沃菌除外）

非典型細菌

一般投藥方式

1天

[成人] ①一般感染症，②發熱性嗜中性球減少症

①1～2g，分成2次（最多4g）
②4g，分成2次
靜注 **點滴靜注**（滴注30分鐘～1小時）

 臟器障害
患者 △ ○

 妊娠
授乳 ○ ○

 溶解液 **靜注** 注射用水、生理食鹽液、5%葡萄糖液
點滴靜注 補液

禁忌症、禁忌藥
無符合

主要副作用
〔相對罕見但嚴重的症狀〕休克、急性過敏性症狀、假膜性大腸炎、急性腎衰竭、全血球減少、顆粒球缺乏症、血小板減少、間質性肺炎、PIE症候群、毒性表皮

溶解症（TEN）、史帝芬強生症候群（SJS）、肝功能損傷、黃疸、精神神經症狀
〔相對常見的症狀〕AST（GOT）與ALT（GPT）上升、AI-P上升、嗜酸性球增多、LDH上升、γ-GTP上升、發疹、BUN上升、貧血等

14 Cefditoren 頭孢妥侖

CDTR-PI

セフジトレンピボキシル／Cefditoren Pivoxil

MEIACT MS（錠劑、幼兒用細粒）　　　Meiji Seika Pharma（2005年）

☐ 100mg
☐ 100mg/g

吸收藥物的前驅藥
用以改善消化道

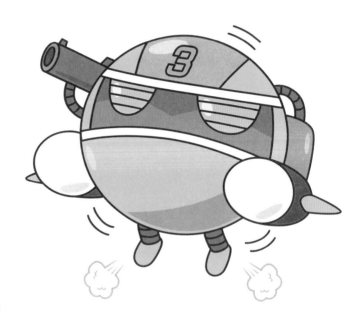

・具有廣效的抗菌譜
・在腸道壁代謝轉為活性體

阻礙細胞壁合成
作用機制

TAM
PK/PD

大
蛋白結合率

中
分布容積

肝
代謝／排泄

短
消失半減期

中
分子量

072

同系藥劑 Cefixime（Cefspan）、Cefcapene Pivoxil（Flomox）、Cefdinir （Cefzon）、（Seftem）、Cefteram Pivoxil（TOMIRON）、Cefteram Pivoxil（TOMIRON）、Cefpodoxime（BANAN）

主要適應症 敗血症、**急性呼吸道感染症** ➡ p.158、肺炎、腹腔內感染症、**尿道感染症** ➡ p.166、 婦科感染症、**耳鼻喉科感染症** ➡ p.171、眼科感染症、手術部位感染症、皮膚軟 組織感染症

適應菌

革蘭氏陽性球菌

葡萄球菌屬、鏈球菌屬、
肺炎鏈球菌

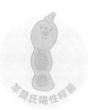

革蘭氏陽性桿菌

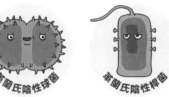

革蘭氏陰性球菌

卡他莫拉菌

革蘭氏陰性桿菌

大腸桿菌、
檸檬酸桿菌屬、
克留氏菌屬、腸桿菌屬、
鋸桿菌屬、變形桿菌屬、
摩根氏桿菌、
普羅威登斯菌屬、
流行性感冒桿菌、
百日咳菌

厭氧菌

消化鏈球菌屬、類桿菌屬、
普雷沃菌屬、痤瘡桿菌

非典型細菌

一般投藥方式

 1次 ［成人］
100mg，1天3次
（最大200mg）

 1次 ［幼兒］ ①肺炎、中耳炎、副鼻腔炎，②其他
①3mg/kg，1天3次（最大6mg/kg）
②3mg/kg，1天3次

 臟器障害患者 △ ○ 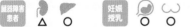 妊娠授乳 ○ ○ 溶解液 －

禁忌症、禁忌藥
無符合

主要副作用
〔相對罕見但嚴重的症狀〕休克、急性過敏、假膜性大
腸炎等伴隨血便的重症大腸炎、史帝芬強生症候群
（SJS）、毒性表皮壞死症候群（Lyell症候群）、間質

性肺炎、PIE症候群、肝功能損傷、急性腎衰竭等重症
腎損傷、顆粒球症缺乏症、溶血性貧血，幼兒：伴隨低
肉鹼血症的低血糖
〔相對常見的症狀〕腹瀉、軟便、欲吐、胃不適感、發
疹、AST（GOT）與ALT（GPT）上升、嗜酸性球增
多等

15 Meropenem 美羅培南

メロペネム水和物／Meropenem Hydrate

Meropen（點滴用吊瓶、點滴用組）　　　　　大日本住友（1995年）

0.25g · 0.5g

具有極為廣泛的抗菌譜，對綠膿桿菌也有效

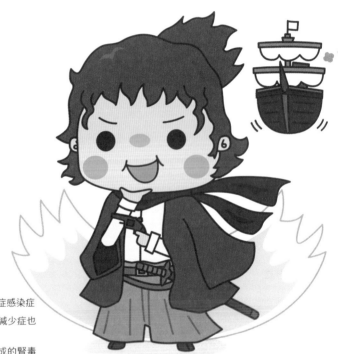

- 原則上，僅用於重症感染症
- 對發熱性嗜中性球減少症也有效
- 緩和Imipenem造成的腎毒性、痙攣誘發作用
- 對乙內醯胺酶穩定
- 第一個Carbapenem類的單劑藥物（對去氫肽酶I穩定）

阻礙細胞壁合成
作用機制

TAM
PK／PD

小
蛋白結合率

中
分布容積

肝腎
代謝／排泄

短
消失半減期

小
分子量

同系藥劑 Imipenem Cilastatin（TIENAM）、Doripenem（FINIBAX）、Panipenem・Betamipro（CARBENIN）、Biapenem（Omegacin）

主要適應症 **敗血症** ⇒ p.152、**細菌性腦膜炎** ⇒ p.156、急性呼吸道感染症、**肺炎** ⇒ p.160、**腹腔內感染症** ⇒ p.164、**尿道感染症** ⇒ p.166、婦科感染症、耳鼻喉科感染症、眼科感染症、齒源性感染症、手術部位感染症、**骨髓炎與關節炎** ⇒ p.176、皮膚軟組織感染症、**發熱性嗜中性球減少症** ⇒ p.180

適應菌

革蘭氏陽性球菌

葡萄球菌屬、鏈球菌、
肺炎鏈球菌、腸球菌屬

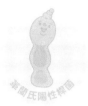

革蘭氏陽性桿菌

革蘭氏陰性球菌

卡他莫拉菌、腦膜炎症

革蘭氏陰性桿菌

大腸桿菌、
檸檬酸桿菌屬、
克留氏菌屬、腸桿菌屬、
鋸桿菌屬、變形桿菌屬、
普羅威登斯菌屬、
流行性感冒桿菌、
假單胞菌屬、綠膿桿菌、
洋蔥伯克氏菌

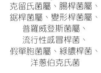

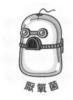

厭氧菌

類桿菌屬、普雷沃菌屬

非典型細菌

一般投藥方式*

1天 [成人] ①一般感染症，②化膿性腦膜炎
①0.5～1g，分成2～3次（最多3g，分成3次）、②6g，分成3次
點滴靜注（滴注30分鐘以上）

1天 [幼兒] ①一般感染症，②化膿性腦膜炎
①30～60mg/kg，分成3次（最多120mg/kg）、②120mg/kg，分成3次
點滴靜注（滴注30分鐘以上）

臟器障害患者 △ ○

妊娠授乳 ○ △

點滴靜注 生理食鹽液、補液

禁忌症、禁忌藥
投藥Valproate中的患者

主要副作用
〔相對罕見但嚴重的症狀〕休克、急性過敏、急性腎衰竭等重症腎損傷、劇症肝炎、肝功能損傷、黃疸、假膜性大腸炎等伴隨血便的重症大腸炎、間質性肺炎、PIE症候群、痙攣、意識障礙等中樞神經症狀、毒性表皮溶解症（TEN）、史帝芬強生症候群（SJS）、全血球減少、顆粒球缺乏症、溶血性貧血、白血球減少、血小板減少、血栓性靜脈炎

〔相對常見的症狀〕發疹、發燒、AST（GOT）與ALT（GPT）上升、Al-P上升、嗜酸性球增多、顆粒球減少等血液障礙、腹瀉等

* 發熱性嗜中性球減少症：[成人]1天3g，分成3次 **點滴靜注**（滴注30分鐘以上）；[幼兒]1天120mg/kg，分成3次 **點滴靜注**（滴注30分鐘以上）

16 **Tebipenem** 替比培南 `TBPM-PI`

（海外創製）

テビペネム ピボキシル／Tebipenem Pivoxil

ORAPENEM（幼兒用細粒）

🏢 **Meiji Seika Pharma**（2009年）

☐ 100mg/g

僅用於其他藥物不太有效的小兒科領域病例

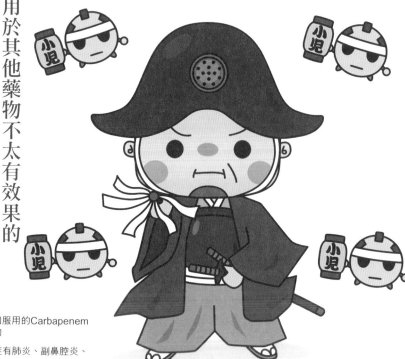

- 唯一口服用的Carbapenem類藥物
- 適應症有肺炎、副鼻腔炎、中耳炎
- 單劑藥物（對去氫肽酶Ⅰ穩定）

阻礙細胞壁合成	AUC/MIC	小	─	肝腎	短	小
作用機制	PK/PD	蛋白結合率	分布容積	代謝／排泄	消失半減期	分子量

同系藥劑 無符合

主要適應症 肺炎、**耳鼻喉科感染症** → p.171

適應菌

革蘭氏陽性球菌
金黃色葡萄球菌、
鏈球菌屬、肺炎鏈球菌

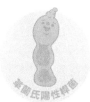
革蘭氏陽性桿菌

革蘭氏陰性球菌
卡他莫拉菌

革蘭氏陰性桿菌
流行性感冒桿菌

厭氧菌

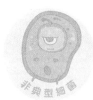
非典型細菌

一般投藥方式

1次
[幼兒]
4mg/kg，1天2次（飯後）
（最多6mg/kg）

臟器障害
患者 △ ○

妊娠
授乳 　— 　—

溶解液 　—

禁忌症、禁忌藥
投藥Valproate中的患者
主要副作用
〔**相對罕見但嚴重的症狀**〕伴隨低肉鹼血症的低血糖、

休克、急性過敏性症狀
〔**相對常見的症狀**〕腹瀉、軟便、血小板增多、發疹、
嘔吐等

17 **Aztreonam** 氨曲南

アズトレオナム／Aztreonam

Azactam（注射用）

Eisai（1987年）

0.5g・1g

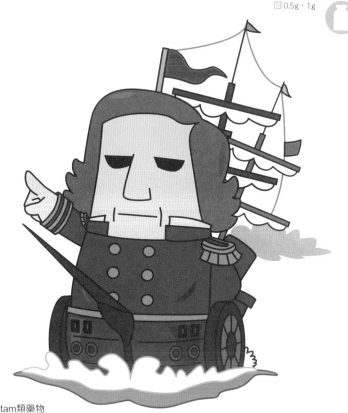

僅用於革蘭氏陰性菌，
對革蘭氏陽性菌無效

- 唯一的Monobactam類藥物
- 對乙內醯胺酶穩定
- 可相對安全投與對其他藥劑出現過敏反應的患者

阻礙細胞壁合成	TAM	小	小	肝腎	短	小
作用機制	PK／PD	蛋白結合率	分布容積	代謝／排泄	消失半減期	分子量

同系藥劑 無符合

主要適應症 敗血症、細菌性腦膜炎、肺炎、**腹腔內感染症** ➡ p.164、尿道感染症、性感染症、婦科感染症、耳鼻喉科感染症、眼科感染症

適應菌

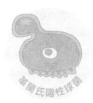
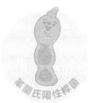

淋菌、腦膜炎菌

大腸桿菌、
檸檬酸桿菌屬、
克留氏菌屬、腸桿菌屬、
鋸桿菌屬、變形桿菌屬、
摩根氏桿菌、
普羅威登斯菌屬、
流行性感冒桿菌、
綠膿桿菌

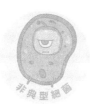

一般投藥方式*

 [成人]
1天 1～2g，分成2次
（最多4g，分成2～4次）
靜注 點滴靜注 肌注

 [幼兒]
1天 40～80mg/kg，分成2～4次
（最多150mg/kg，分成3～4次）
靜注 點滴靜注

 臟器障害患者 △ ○

 妊娠授乳 ○ ○

 溶解液
靜注 注射用水、生理食鹽液、5％葡萄糖液
點滴靜注 補液
肌注 注射用水、生理食鹽液

禁忌症‧禁忌藥

無符合

主要副作用

〔相對罕見但嚴重的症狀〕休克、急性腎衰竭、大腸炎
〔相對常見的症狀〕發疹、發燒、嗜酸性球增多、AST（GOT）與ALT（GPT）上升、Al-P上升等

＊淋菌感染症、子宮頸炎：[成人]單次1～2g，1天1次 肌注 靜注

18 Fosfomycin 弗斯黴素

ホスホマイシンカルシウム水和物／Fosfomycin Calcium Hydrate
ホスホマイシンナトリウム／Fosfomycin Sodium

FOSMICIN（錠劑、乾糖漿）
FOSMICIN S（靜注用、點滴靜注用）

Meiji Seika Pharma（1980年）

250mg、500mg
200mg/g、
400mg/g

0.5g、1g、2g

過敏性副作用少，
具有廣效抗菌譜

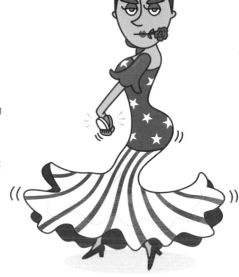

- 唯一的Fosfomycin類藥物
- 與其他藥劑不具交叉耐性
- 分子量非常小
- 需注意注射劑的Na含量高

阻礙細胞壁合成				腎	短	小
作用機制	PK／PD	蛋白結合率	分布容積	代謝／排泄	消失半減期	分子量
	—	小	小			

同系藥劑 無符合

主要適應症 敗血症、急性呼吸道感染症、肺炎、腸道感染症、腹腔內感染症、**尿道感染症**
➡p.166、婦科感染症、耳鼻喉科感染症、眼科感染症、皮膚軟組織感染症

適應菌

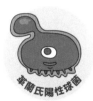
革蘭氏陽性球菌
葡萄球菌屬

革蘭氏陽性桿菌

革蘭氏陰性球菌

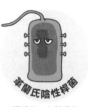
革蘭氏陰性桿菌
大腸桿菌、志賀桿菌、
沙門桿菌屬、鋸桿菌屬、
變形桿菌屬、
摩根氏桿菌、
雷氏普威登斯菌、
綠膿桿菌、彎曲桿菌屬

厭氧菌

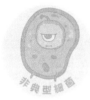
非典型細菌

一般投藥方式

1天 [成人]
2～3g，分成3～4次

1天 [幼兒]
40～120mg/kg，分成3～4次

1天 [成人]
2～4g
靜注（注射5分鐘以上）分成2～4次
點滴靜注（滴注1～2小時）分成2次

1天 [幼兒]
100～200mg/kg
靜注（注射5分鐘以上）分成2～4次
點滴靜注（滴注1～2小時）分成2次

臟器障害患者 △ ○

妊娠授乳 ○ △

溶解液 靜注 注射用水、5%葡萄糖液
點滴靜注 補液

禁忌症、禁忌藥
無符合

主要副作用
〔相對罕見但嚴重的症狀〕休克、急性感染性症狀、假膜性大腸炎等伴隨血便的重症大腸炎、全血球減少、顆粒球缺乏症、血小板減少、肝功能損傷、黃疸、痙攣

〔相對常見的症狀〕發疹、搔癢、AST（GOT）與ALT（GPT）上升、Al-P上升、LDH上升、γ-GTP上升、膽紅素上升、欲吐、腹痛、腹瀉、軟便、高鈉血症等

19 Streptomycin 鏈黴素 SM

ストレプトマイシン硫酸塩／Streptomycin Sulfate

STREPTOMYCIN SULFATE（注射用）　　　　🏥 Meiji Seika Pharma（1970年）

 1g

主要用於結核病的
初次標準治療

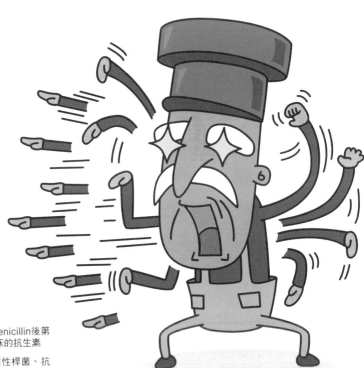

- 繼Benzylpenicillin後第2個導入臨床的抗生素

- 對革蘭氏陰性桿菌、抗酸菌具有抗菌力

- 也可用於非結核性抗酸菌症

- 分子量大

 阻礙蛋白質合成　作用機制

 Cmax/MIC　PK／PD

 小　蛋白結合率

 小　分布容積

 肝腎　代謝／排泄

 中　消失半減期

 大　分子量

同系藥劑 Kanamycin（KANAMYCIN SULFATE）

主要適應症 感染性心內膜炎、**結核** ➡ p.182、非結核性抗酸菌症

適應菌

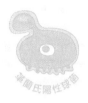

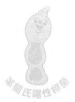

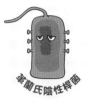

革蘭氏陽性球菌　　　革蘭氏陽性桿菌　　　革蘭氏陰性球菌　　　革蘭氏陰性桿菌

鼠疫桿菌、土倫病菌

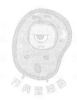

厭氧菌　　　非典型細菌　　　抗酸菌　　　其他

分枝桿菌屬　　　威爾氏症鉤端螺旋體

一般投藥方式*

1天

[成人] 肺結核、其他的結核症

1g，每週2～3天；或者1～3個月每天，之後每週2天
60歲以上：0.5g～0.75g
肌注

臟器障害患者　△　○

妊娠授乳　✕　△

溶解液　肌注 注射用水、生理食鹽液

禁忌症、禁忌藥
重聽患者

主要副作用
〔相對罕見但嚴重的症狀〕重聽、耳鳴、暈眩等第8腦神經損傷、急性腎衰竭等重症腎損傷、休克、急性過敏、毒性表皮溶解症（TEN）、史帝芬強生症候群

（SJS）、間質性肺炎、溶血性貧血、血小板減少、肝功能損傷、黃疸

〔相對常見的症狀〕發燒、發疹、扁平苔癬型皮疹、口唇發麻、蟻爬症、AST（GOT）與ALT（GPT）上升等

---

*非結核性抗酸菌症：[成人]1天0.75～1g，每週2～3次；其他：1天1～2g，分成1～2次 肌注

20 Kanamycin[內] 卡納黴素〔內〕

KM （發現、開發）

カナマイシン一硫酸塩／Kanamycin Monosulfate

KANAMYCIN（膠囊、糖漿） 　　　　　Meiji Seika Pharma（1959年）

□ 250mg
□ 50mg/mL

幾乎不經由腸道吸收，可用於腸道感染症

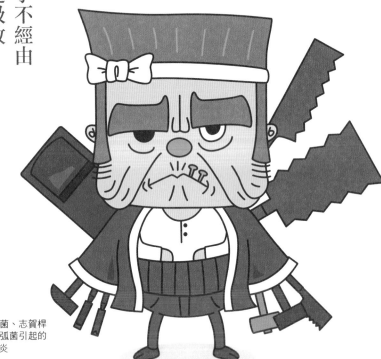

・治療大腸菌、志賀桿菌、腸炎弧菌引起的感染性腸炎

・也可用於消化道手術的消化道內殺菌

阻礙蛋白質合成
作用機制

－
PK／PD

－
蛋白結合率

－
分布容積

－
代謝／排泄

－
消失半減期

中
分子量

同系藥劑 無符合

主要適應症 腸道感染症 ➡ p.162

適應菌

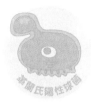
菌氏陽性球菌

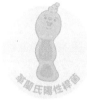
菌氏陽性桿菌

菌氏陰性球菌

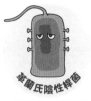
菌氏陰性桿菌

大腸桿菌、志賀桿菌

厭氧菌

腸炎弧菌

非典型細菌

一般投藥方式

 1天　[成人]
2～4g，分成4次

 1天　[幼兒]
50～100mg/kg，分成4次

 臟器障害患者 　 妊娠授乳 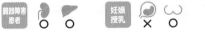　 溶解液 －

禁忌症、禁忌藥
無符合

主要副作用
〔相對罕見但嚴重的症狀〕無符合
〔相對常見的症狀〕過敏症狀、食慾不振、噁心、腹瀉
等

21 Gentamicin 慶大黴素

GM

ゲンタマイシン硫酸塩／Gentamicin Sulfate

GENTACIN（注）

MSD（1968年）

10mg・
40mg・60mg

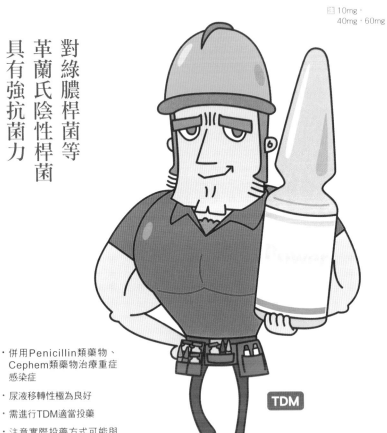

對綠膿桿菌等
革蘭氏陰性桿菌
具有強抗菌力

- 併用Penicillin類藥物、Cephem類藥物治療重症感染症
- 尿液移轉性極為良好
- 需進行TDM適當投藥
- 注意實際投藥方式可能與藥品仿單不同

TDM

阻礙蛋白質合成
作用機制

Gpeak/MIC
AUC/MIC
PK／PD

小
蛋白結合率

小
分布容積

腎
代謝／排泄

中
消失半減期

小
分子量

同系藥劑 Amikacin（AMIKACIN Sulfate）、Isepamicin（Isepacin、Exacin）、Dibekacin（PANIMYCIN）、Tobramycin（Tobracin）

主要適應症 敗血症、**感染性心內膜炎** → p.154、肺炎、腹腔內感染症、尿道感染症、耳鼻喉科感染症、手術部位感染症

適應菌

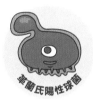

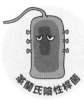

葡萄球菌屬

大腸桿菌、克留氏菌屬、
腸桿菌屬、鋸桿菌屬、
變形桿菌屬、
摩根氏桿菌、
普羅威登斯菌屬、
綠膿桿菌

一般投藥方式*

1天
[成人]
3mg/kg，分成3次
（最多5mg/kg，分成3～4次）
點滴靜注（滴注30分鐘～2小時）、肌注

1次
[幼兒]
2.0～2.5mg/kg，1天2～3次
點滴靜注（滴注30分鐘～2小時）
肌注

 臟器障害患者 △ ○

 妊娠授乳 ✕ ○

 溶解液 點滴靜注 生理食鹽液、5%葡萄糖液、補液

禁忌症、禁忌藥
重聽患者

主要副作用
〔相對罕見但嚴重的症狀〕休克、急性腎衰竭、重聽、耳鳴、暈眩等第8腦神經損傷
〔相對常見的症狀〕BUN上升、肌酸酐上升、乏尿等腎功能損傷、AST（GOT）與ALT（GPT）上升、Al-P上升等肝功能損傷、嗜酸性球增多、注射部位症狀、四肢發麻、痙攣等

＊〈參考〉尿道感染症：[成人]1次3mg/kg，1天1次；其他：根據MIC與嚴重程度，1次5mg/kg或者7mg/kg，1天1次 **點滴靜注**
[幼兒]1次7mg/kg，1天1次 **點滴靜注**〔抗菌藥準則改訂版，日本化學療法學會，2016〕

22 **Amikacin** 阿米卡星

アミカシン硫酸塩／Amikacin Sulfate

AMIKACIN Sulfate（注射液）　　　　　日醫工（1987年）

100mg，
200mg

對綠膿桿菌等
革蘭氏陰性桿菌
具有強抗菌力

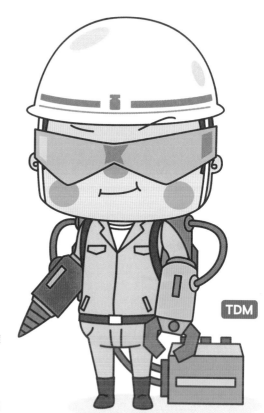

TDM

- 併用Penicillin類藥物、Cephem類藥物治療重症感染症
- 尿液移轉性極為良好
- 需進行TDM適當投藥
- 注意實際投藥方式可能與藥品仿單不同

阻礙蛋白質合成
作用機制

Cpeak/MIC
AUC/MIC
PK／PD

小
蛋白結合率

小
分布容積

腎
代謝／排泄

短
消失半減期

中
分子量

同系藥劑 Gentamicin（GENTACIN）、Isepamicin（Isepacin、Exacin）、Dibekacin（PANIMYCIN）、Tobramycin（Tobracin）

主要適應症 敗血症、肺炎、腹腔內感染症、**尿道感染症** → p.166、手術部位感染症

適應菌

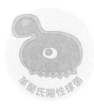
革蘭氏陽性球菌

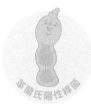
革蘭氏陽性桿菌

革蘭氏陰性球菌

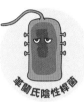
革蘭氏陰性桿菌

大腸桿菌、
檸檬酸桿菌屬、
克留氏菌屬、腸桿菌屬、
鋸桿菌屬、變形桿菌屬、
摩根氏桿菌、
普羅威登斯菌屬、
綠膿桿菌

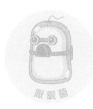
厭氧菌

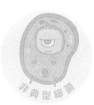
非典型細菌

一般投藥方式*

1次

[成人]
100～200mg，1天2次（1～2次）
點滴靜注（滴注30分鐘～1小時）、肌注

1天

[幼兒]
4～8mg/kg，分成2次（1～2次）
點滴靜注（滴注30分鐘～1小時）、肌注

臟器障害患者

 △

 ○

妊娠授乳

 ✕

 ○

溶解液

點滴靜注 生理食鹽液、5%葡萄糖液、補液

禁忌症、禁忌藥
重聽患者

主要副作用
〔相對罕見但嚴重的症狀〕休克、重聽、耳鳴、暈眩等
第8腦神經損傷、急性腎衰竭
〔相對常見的症狀〕發疹、耳鳴、重聽、BUN上升、
AST（GOT）與ALT（GPT）上升等肝功能損傷、注
射部位疼痛等

*〈參考〉尿道感染症：[成人]1次10mg/kg，1天1次；其他：根據MIC與嚴重程度，1次15mg/kg或者20mg/kg，1天1次
點滴靜注 [幼兒]1次20mg/kg，1天1次 **點滴靜注**〔抗菌藥TDM準則改訂版，日本化學療法學會，2016〕

23 **Arbekacin** 阿貝卡星

アルベカシン硫酸塩／Arbekacin Sulfate

ABK

Habekacin（注射液）

🏢 Meiji Seika Pharma（1990年）

💊 25mg，75mg，100mg，200mg

適應症僅有 MRSA

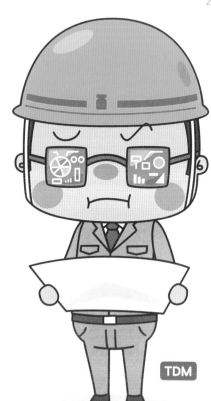

TDM

- 對革蘭氏陽性球菌、革蘭氏陰性桿菌具有抗菌力
- 尿液移轉性極為良好
- 需進行TDM適當投藥

阻礙蛋白質合成	Cpeak/MIC	小	小	腎	中	中
作用機制	PK／PD	蛋白結合率	分布容積	代謝／排泄	消失半減期	分子量

同系藥劑 Vancomycin（Vancomycin Hydrochloride）、Teicoplanin（TARGOCID）、
Linezolid（ZYVOX）、Daptomycin（CUBICIN）

主要適應症 敗血症 ➡ p.152、肺炎

適應菌

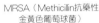

MRSA（Methicillin抗藥性
金黃色葡萄球菌）

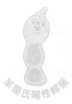

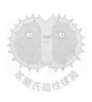

一般投藥方式 *

 1天 ［成人］
150～200mg，分成1～2次
點滴靜注（滴注30分鐘～2小時）、肌注

 1天 ［幼兒］
4～6mg/kg，分成1～2次
點滴靜注（滴注30分鐘）

 臟器障害患者 △ ○

 妊娠授乳 × ○

 溶解液 **點滴靜注** 生理食鹽液、5%葡萄糖液、補液

禁忌症、禁忌藥
重聽患者、腎損傷、肝損傷患者

主要副作用
〔相對罕見但嚴重的症狀〕休克、痙攣、暈眩、耳鳴、
耳閉感、重聽等第8腦神經損傷、急性腎衰竭等重症腎

損傷、全血球減少
〔相對常見的症狀〕BUN上升、肌酸酐上升、蛋白尿等
腎功能損傷、AST（GOT）與ALT（GPT）上升、發
疹、貧血、嗜酸性球增多、白血球減少、腹瀉等

* 〈參考〉［成人］1次4～5.5mg/kg，1天1次 **點滴靜注**〔JAID／JSC感染症治療方針2014，Lifescience出版，2014〕

24 **Clarithromycin** 克拉黴素 CAM

クラリスロマイシン／Clarithromycin

Clarith（錠劑、乾糖漿幼兒用）
Klaricid（錠劑、乾糖漿幼兒用）

大正富山（1991年）
Mylan（1991年）

500mg（幼兒用）、
200mg
100mg/g

耐酸且可保持
高血中濃度，
組織移轉性也良好

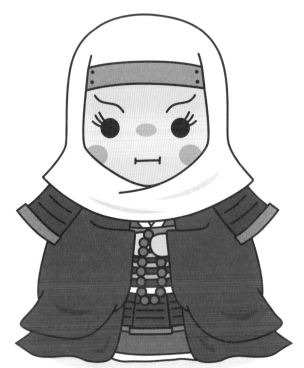

- 非典型細菌感染症的第一選擇藥，也能用於非結核性抗酸菌症
- 對胃、十二指腸潰瘍等幽門螺旋桿菌感染症也有效
- 低用量長期間投藥，可治療抗菌作用以外的發炎反應

阻礙蛋白質合成	AUC/MIC	小	大	肝腎	中	中
作用機制	PK/PD	蛋白結合率	分布容積	代謝／排泄	消失半減期	分子量

同系藥劑 Roxithromycin（Rulid）

主要適應症 **急性呼吸道感染** → p.158、**肺炎** → p.160、**腸道感染症** → p.162、**性感染症** → p.168、婦科感染症、耳鼻喉科感染症、**眼科感染症** → p.172、齒源性感染症、手術部位感染症、皮膚軟組織感染症

適應菌

葡萄球菌屬、鏈球菌屬、肺炎鏈球菌

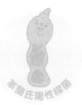

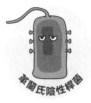
卡他莫拉菌

革蘭氏陰性桿菌
流行性感冒桿菌、幽門螺旋桿菌、彎曲桿菌屬、軍團菌屬、百日咳菌

厭氧菌
消化鏈球菌屬

非典型細菌
披衣菌屬、黴漿菌屬

抗酸菌
分枝桿菌屬

其他

一般投藥方式＊

 [成人]
400mg，分成2次

 [幼兒]
10～15mg/kg，分成2～3次

 臟器障礙患者 △ － 妊娠授乳 △ ○ 溶解液 －

禁忌症、禁忌藥
投藥Colchicine治療肝腎損傷的患者、Pimozide、含Ergotamine製劑、Tadalafil（Adcirca）、Asunaprevir、Vaniprevir、Suvorexant

主要副作用
〔相對罕見但嚴重的症狀〕休克、急性過敏、QT延長、心室頻脈（包括Torsades de pointes）、心室顫動、劇症肝炎、肝功能損傷、黃疸、肝衰竭、血小板減少、全血球減少、溶血性貧血、白血球減少、顆粒球缺乏症、毒性表皮溶解症（TEN）、史帝芬強生症候群（SJS）、多型性紅斑、PIE症候群、間質性肺炎、痙攣、急性腎衰竭、腎小管間質性腎炎、過敏性紫瘢症、藥物過敏症候群、假膜性腸炎、橫紋肌溶解症

〔相對常見的症狀〕發疹、噁心、嘔吐、腹痛、腹瀉、嗜酸球增多、AST（GOT）與ALT（GPT）上升等

＊非結核性抗酸菌症：[成人]1天800mg，分成2次；[幼兒]1天15mg/kg，分成2次。幽門螺旋桿菌感染症：（併用AMPC、PPI時）1天400mg（最多800mg），分成2次，投藥7天。退伍軍人肺炎：[幼兒]1天15mg/kg，分成2次

25 **Azithromycin** 阿奇黴素 AZM

アジスロマイシン水和物／Azithromycin Hydrate

ZITHROMAC（●錠劑、幼兒用細粒、幼兒用膠囊、●點滴靜注用）
ZITHROMAC SR（●成人用乾糖漿）　　　　　　　　**Pfizer**（2000年）

　□ 100mg（幼兒用）
　▨ 250mg・600mg
　□ 100mg/g
　▨ 2g
　▨ 500mg

口服藥1天1次投藥3天，
可發揮療效（藥效持續7天）

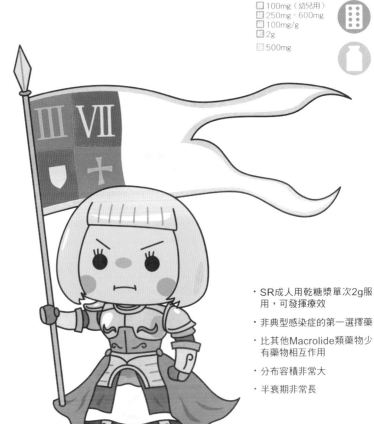

- SR成人用乾糖漿單次2g服用，可發揮療效
- 非典型感染症的第一選擇藥
- 比其他Macrolide類藥物少有藥物相互作用
- 分布容積非常大
- 半衰期非常長

阻礙蛋白質合成	AUC/MIC	小	大	肝	長	中
作用機制	PK／PD	蛋白結合率	分布容積	代謝／排泄	消失半減期	分子量

同系藥劑 無符合

主要適應症 **急性呼吸道感染** ➡ p.158、**肺炎** ➡ p.160、腸道感染症 ➡ p.162、性感染症、**婦科感染症** ➡ p.170、耳鼻喉科感染症、齒源性感染症、皮膚軟組織感染症

適應菌

革蘭氏陽性球菌

葡萄球菌屬、鏈球菌屬、
肺炎鏈球菌

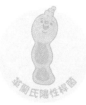

革蘭氏陽性桿菌

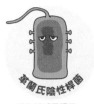

革蘭氏陰性球菌

淋菌、卡他莫拉菌

革蘭氏陰性桿菌

流行性感冒桿菌、
嗜肺性退伍軍人桿菌

厭氧菌

消化鏈球菌屬、普雷沃菌屬

非典型細菌

披衣菌屬
（幼兒：肺炎披衣菌）、
黴漿菌屬

抗酸菌

鳥型結核菌（MAC）

一般投藥方式

 [成人]
500mg，1天1次，
投藥3天 乾 **2g**
（空腹時，單次）

[幼兒]
10mg/kg，
1天1次，投藥3天

[成人]
500mg，1天1次
點滴靜注（滴注2小時）

臟器障害患者 　妊娠授乳 　溶解液 先以注射用水溶解後稀釋
點滴靜注 5%葡萄糖液

禁忌症、禁忌藥
無符合

主要副作用
〔相對罕見但嚴重的症狀〕休克、急性過敏、毒性表皮溶解症（TEN）、史帝芬強生症候群（SJS）、急性廣泛性發疹性膿皰症、藥物過敏症候群、肝炎、肝功能損傷、黃疸、肝衰竭、急性腎衰竭、假膜性大腸炎、出血性大腸炎、間質性肺炎、嗜酸性球肺炎、QT延長、心室頻脈（包括Torsades de pointes）、白血球減少、顆粒球減少、血小板減少、橫紋肌溶解症
〔相對常見的症狀〕腹瀉、噁心、嘔吐、發疹、嗜酸性球增多、白血球減少、AST（GOT）與ALT（GPT）上升等

26 Clindamycin 克林達黴素 CLDM

クリンダマイシン塩酸塩／Clindamycin Hydrochloride，
クリンダマイシンリン酸エステル／Clindamycin Phosphate

Dalacin（膠囊），Dalacin S（注射液）　　　Pfizer（1970年）

□ 75mg，
150mg

□ 300mg，
600mg

對革蘭氏陽性菌、厭氧菌、黴漿菌有效

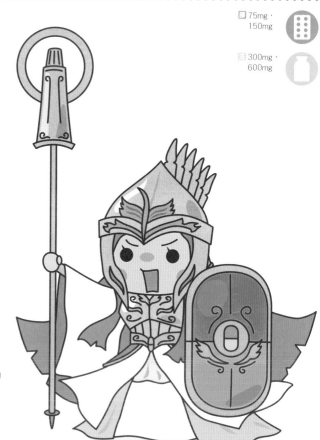

- 比Lincomycin具有強大的抗菌力、良好的吸收率
- 口服劑不適用厭氧菌
- 不需要依腎功能調節用量
- 蛋白結合率非常高

阻礙蛋白質合成	TAM	大	大	肝	中	小
作用機制	PK／PD	蛋白結合率	分布容積	代謝／排泄	消失半減期	分子量

同系藥劑 Lincomycin（Lincocin）

主要適應症 敗血症、急性呼吸道感染症、**肺炎**→p.40、耳鼻喉科感染症、眼科感染症、齒源性感染症、皮膚軟組織感染症

適應菌

革蘭氏陽性球菌

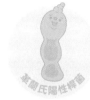
革蘭氏陽性桿菌

革蘭氏陰性球菌

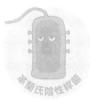
革蘭氏陰性桿菌

葡萄球菌屬、鏈球菌屬、
肺炎鏈球菌

厭氧菌
消化鏈球菌屬、類桿菌屬、
普雷沃菌屬

非典型細菌
黴漿菌屬

一般投藥方式

 1次 ［成人］
150mg，1天4次
（最多300mg，1天3次）

1天 ［幼兒］
15mg/kg，分成3～4次
（最多20mg/kg）

 1天 ［成人］
600～1,200mg，分成2～4次
（最多2,400mg）
點滴靜注（滴注30分～1小時）、肌注

1天 ［幼兒］
15～25mg/kg，分成3～4次
（最多40mg/kg）
點滴靜注（滴注30分～1小時）

臟器障害患者

妊娠授乳

溶解液 點滴靜注 生理食鹽液、5％葡萄糖液、氨基酸製劑、補液

禁忌症、禁忌藥
Erythromycin

主要副作用
〔相對罕見但嚴重的症狀〕休克、急性過敏、假膜性大腸炎等伴隨血便的重症大腸炎、毒性表皮溶解症（TEN）、史帝芬強生症候群（SJS）、急性廣泛性發疹性膿皰症、剝脫性皮膚炎、藥物過敏症候群、間質性肺炎、PIE症候群、心搏停止、全血球減少、顆粒球缺乏症、血小板減少症、肝功能損傷、黃疸、急性腎衰竭

〔相對常見的症狀〕發疹、腹瀉、AST（GOT）與ALT（GPT）上升、嗜酸性球增多、注射部位症狀等

27 **Minocycline** 米諾環素

ミノサイクリン塩酸塩／Minocycline Hydrochloride

MINOMYCIN（錠劑、膠囊、顆粒、點滴靜注用） Pfizer（1971年）

50mg、100mg
20mg/g
100mg

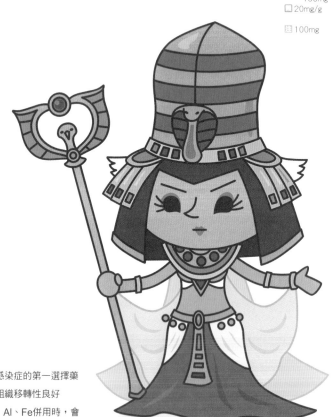

對革蘭氏陽性菌、陰性菌、非典型細菌有效

- 非典型細菌感染症的第一選擇藥
- 脂溶性高、組織移轉性良好
- 與Ca、Mg、Al、Fe併用時，會形成螯合物降低吸收率

阻礙蛋白質合成	TAM	小	大	肝	長	小
作用機制	PK／PD	蛋白結合率	分布容積	代謝／排泄	消失半減期	分子量

同系藥劑 ⓑDoxycycline（Vibramycin）、ⓒ無符合

主要適應症 敗血症、急性呼吸道感染症、肺炎、腸道感染症、腹腔內感染症、尿道感染症、**性感染症** ➡ p.168、婦科感染症、耳鼻喉科感染症、**眼科感染症** ➡ p.172、齒源性感染症、手術部位感染症、**皮膚軟組織感染症** ➡ p.178

適應菌

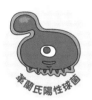
葡萄球菌屬、鏈球菌屬、肺炎鏈球菌、腸球菌屬

炭疽菌

淋菌、腔隙莫拉菌

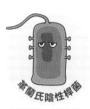
大腸桿菌、志賀桿菌、檸檬酸桿菌屬、克留氏菌屬、腸桿菌屬、變形桿菌屬、摩根氏桿菌、普羅威登斯菌屬、流行性感冒桿菌、假單胞菌屬、綠膿桿菌、洋蔥伯克氏菌、不動桿菌屬、嗜麥芽寡養單胞菌、嗜肺性退伍軍人桿菌

黃桿菌屬

立克次體屬、披衣菌屬、肺炎黴漿菌

梅毒密螺旋體

一般投藥方式

 1次 ［成人］初次：100～200mg，之後：100mg，1天1～2次

1天 ［幼兒］2～4mg/kg，分成1～2次

 1次 ［成人］初次：100～200mg，之後：100mg，1天1～2次 點滴靜注（滴注30分～2小時）

 臟器障害患者

 妊娠授乳 ✕ △

 溶解液 點滴靜注 生理食鹽液、5%葡萄糖液、胺基酸製劑等

禁忌症、禁忌藥
無符合

主要副作用
〔相對罕見但嚴重的症狀〕休克、急性過敏、全身性紅斑狼瘡（SLE）症狀惡化、結節性多動脈炎、顯微多血管炎、自體免疫性肝炎、毒性表皮溶解症（TEN）、史帝芬強生症候群（SJS）、多型性紅斑、剝脫性皮膚炎、藥物過敏症候群、血液障礙、重症肝功能損傷、急性腎衰竭、間質性腎炎、呼吸困難、間質性肺炎、PIE症候群、胰炎、痙攣、意識障礙等精神神經症狀、出血性腸炎、假膜性大腸炎

〔相對常見的症狀〕發疹、發燒、腹痛、噁心、食慾不振、暈眩感、頭痛、投藥部位症狀、血管痛、肝功能損傷等

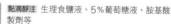

28 Levofloxacin 左氧氟沙星 LVFX

レボフロキサシン水和物／Levofloxacin Hydrate

CRAVIT（錠劑、細粒、點滴靜注、點滴靜注吊袋）　　第一三共（2009年）

 250mg、500mg　100mg/g　 500mg

對革蘭氏陽性菌、陰性菌、非典型細菌等，具有廣效強大的抗菌力

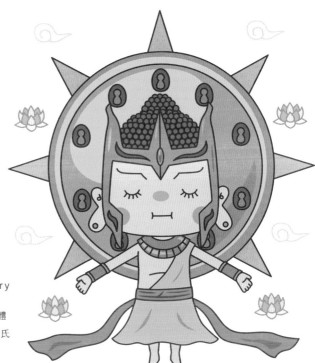

- 分類為Respiratory Quinolone類藥物
- Ofloxacin的光學活性體
- 臨床上推薦用於革蘭氏陰性菌感染症
- 組織移轉性良好

阻礙DNA合成	AUC/MIC Cmax/MIC	小	大	腎	長	小
作用機制	PK／PD	蛋白結合率	分布容積	代謝／排泄	消失半減期	分子量

同系藥劑 ⊞ Garenoxacin（Geninax）、Sitafloxacin（GRACEVIT）、Ciprofloxacin（Ciproxan）、Moxifloxacin（Avelox）等
◯ Ciprofloxacin（Ciproxan）、Pazufloxacin（PASIL、Pazucross）

主要適應症 **急性呼吸道感染症** ⇒ p.158、**肺炎** ⇒ p.160、**腸道感染症** ⇒ p.162、**腹腔內感染症**、
尿道感染症 ⇒ p.166、**性感染症** ⇒ p.168、婦科感染症、耳鼻喉科感染症、**眼科感染症** ⇒ p.172、齒源性感染症、手術部位感染症、**骨髓炎與關節炎** ⇒ p.176、皮膚軟組織感染症、**發熱性嗜中性球減少症** ⇒ p.180、**結核** ⇒ p.182

適應菌

革蘭氏陽性球菌
葡萄球菌屬、鏈球菌屬、肺炎鏈球菌、腸球菌屬

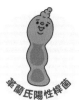

革蘭氏陽性桿菌
炭疽菌

革蘭氏陰性球菌
淋菌、卡他莫拉菌

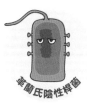

革蘭氏陰性桿菌
大腸桿菌、志賀桿菌、沙門桿菌屬、傷寒桿菌、副傷寒桿菌、檸檬酸桿菌屬、克留氏菌屬、腸桿菌屬、鋸桿菌屬、變形桿菌屬、摩根氏桿菌、普羅威登斯菌屬、鼠疫桿菌、流行性感冒桿菌、綠膿桿菌、不動桿菌屬、彎曲桿菌屬、軍團菌屬、布氏桿菌屬、土倫病菌

厭氧菌
消化鏈球菌屬、痤瘡菌屬、普雷沃菌屬、霍亂菌

非典型細菌
Q熱立克次體、沙眼披衣菌、肺炎披衣菌、肺炎黴漿菌

抗酸菌
結核菌

一般投藥方式

 ［成人］**500mg，1天1次**

 ［成人］**500mg，1天1次**
點滴靜注（滴注約60分鐘）

 臟器障害患者 △ ◯

 妊娠授乳 ✕ ✕

 點滴靜注 生理食鹽液、5%葡萄糖液、補液

禁忌症、禁忌藥
孕婦與可能已懷孕的婦人、幼兒

主要副作用
〔相對罕見但嚴重的症狀〕休克、急性過敏、毒性表皮溶解症、史帝芬強生症候群、痙攣、QT延長、心室頻脈（包括Torsades de pointes）、急性腎衰竭、間質性腎炎、劇症肝炎、全血球減少症、顆粒球缺乏症、溶血性貧血、血小板減少、間質性肺炎、嗜酸性球肺炎、橫紋肌溶解症、低血糖、阿基里斯腱炎、跟腱斷裂等跟腱損傷、錯亂、妄想、其他*

〔相對常見的症狀〕噁心、腹瀉、暈眩、白血球減少、AST（GOT）與ALT（GPT）上升、嗜酸性球增加、注射部位症狀等

*肝功能損傷、黃疸、假膜性大腸炎等伴隨血便的重症大腸炎、抑鬱等精神症狀、過敏性血管炎、重症肌無力症惡化

29 **Garenoxacin** 加雷沙星

メシル酸ガレノキサシン水和物／Garenoxacin Mesilate Hydrate

Geninax（錠劑）　　　　　　　　　　　　　　Astellas（2007年）

錠200mg

對革蘭氏陽性菌、陰性菌、非典型細菌，具有廣效強大的抗菌力

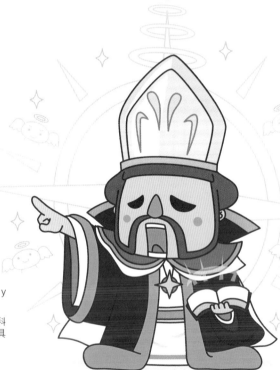

- 分類為Respiratory Quinolone類藥物
- 對呼吸器官、耳鼻喉科領域的主要發炎菌，具有優異的抗菌活性
- 組織移轉性良好

阻礙DNA合成
作用機制

AUC/MIC Cmax/MIC
PK／PD

大
蛋白結合率

大
分布容積

肝腎
代謝／排泄

長
消失半減期

中
分子量

同系藥劑 Levofloxacin（CRAVIT）、Sitafloxacin（GRACEVIT）、Tosufloxacin（OZEX、Tosuxacin）、Moxifloxacin（Avelox）等

主要適應症 急性呼吸道感染症、**肺炎** ➡ p.160、耳鼻喉科感染症、結核 ➡ p.182

適應菌

葡萄球菌屬、鏈球菌屬、肺炎鏈球菌

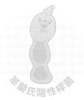

卡他莫拉菌

大腸桿菌、克留氏菌屬、腸桿菌屬、流行性感冒桿菌、軍團菌屬

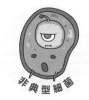

肺炎披衣菌、肺炎黴漿菌

一般投藥方式

[成人]
400mg，1天1次

 臟器障害患者 △ ○　妊娠授乳 ✕ ✕　溶解液 —

禁忌症、禁忌藥
孕婦與可能已懷孕的婦人、幼兒

主要副作用
〔相對罕見但嚴重的症狀〕休克、急性過敏、史帝芬強生症候群（SJS）、心搏徐緩、竇性心搏停止、房室傳導阻滯、QT延長、心室頻脈（包括Torsades de pointes）、心室顫動、劇症肝炎、肝功能損傷、低血糖、假膜性大腸炎等伴隨血便的重症大腸炎、顆粒球缺乏症、血小板減少、橫紋肌溶解症、幻覺、妄想等精神症狀、痙攣、間質性肺炎、嗜酸性球肺炎、重症肌無力症惡化、急性腎衰竭

〔相對常見的症狀〕腹瀉、軟便、頭痛、AST（GOT）與ALT（GPT）上升、血中澱粉酶增加、發疹、光線過敏症、嗜酸性球增多等

30 **Vancomycin**[注] 萬古黴素〔注〕

バンコマイシン塩酸塩／Vancomycin Hydrochloride

Vancomycin（點滴注射用）　　　　　　　　　SHIONOGI（1995年）

图 0.5g

多重抗藥性菌（MRSA等）
具有抗菌力，可用於
對革蘭氏陽性菌

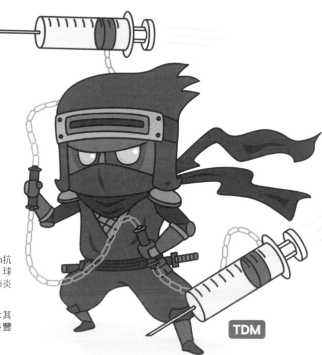

- 適用MRSA、Methicillin抗藥性凝固酶陰性葡萄球菌、Penicillin抗藥性肺炎鏈球菌
- 在抗MRSA藥中，顯示其有效性、副作用的資料豐富
- 分子量大
- 需進行TDM適當投藥

阻礙細胞壁合成	AUC/MIC	小	中	腎	中	大
作用機制	PK／PD	蛋白結合率	分布容積	代謝／排泄	消失半減期	分子量

同系藥劑 Arbekacin（Habekacin）、Teicoplanin（TARGOCID）、Linezolid（ZYVOX）、Daptomycin（CUBICIN）

主要適應症 敗血症 ➡ p.152、**感染性心內膜炎** ➡ p.154、**細菌性腦膜炎** ➡ p.156、肺炎、腹腔內感染症、手術部位感染症、**骨髓炎與關節炎** ➡ p.176、發熱性嗜中性球減少症

適應菌

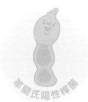

MRSA（Methicillin抗藥性金黃色葡萄球菌）、MRCNS（Methicillin抗藥性凝固酶陰性葡萄球菌）、PRSP（Penicillin抗藥性肺炎鏈球菌）

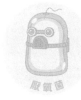

一般投藥方式*

[成人]
2g，分成2～4次（高齡者1g，分成1～2次）
點滴靜注（滴注60分鐘以上）

[幼兒]
40mg/kg，分成2～4次
點滴靜注（滴注60分鐘以上）

臟器障害患者   妊娠授乳   溶解液 點滴靜注 生理食鹽液、5％葡萄糖液等

禁忌症、禁忌藥
重聽患者

主要副作用
〔相對罕見但嚴重的症狀〕休克、急性過敏、急性腎衰竭、間質性腎炎、全血球減少、顆粒球缺乏症、血小板減少、毒性表皮溶解症（TEN）、史帝芬強生症候群（SJS）、剝脫性皮膚炎、藥物過敏症候群、第8腦神經損傷、假膜性大腸炎、肝功能損傷、黃疸

〔相對常見的症狀〕發疹、發紅、顏面紅潮、腹瀉、噁心、嘔吐、AST（GOT）與ALT（GPT）上升、Al-P上升、BUN上升、肌酸酐上升等

---

*〈參考〉[成人]1次15～20mg/kg，間隔12小時（最多1天4g）（僅初次可增量投藥25～30mg/kg）點滴靜注
〔抗菌藥TDM準則改訂版，日本化學療法學會，2016〕

31 Vancomycin[內] 萬古黴素〔內〕 VCM

バンコマイシン塩酸塩／Vancomycin Hydrochloride

Vancomycin（散劑） SHIONOGI（1995年）

0.5g

對革蘭氏陽性菌具有抗菌力，可用於腸道感染症

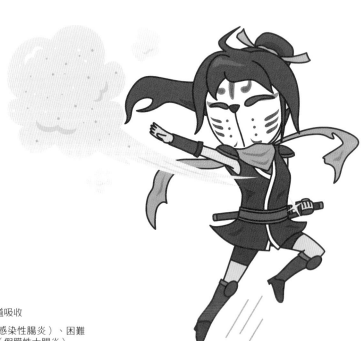

- 幾乎不經由腸道吸收
- 適用MRSA（感染性腸炎）、困難梭狀芽孢桿菌（假膜性大腸炎）
- 可用於骨髓移植時的消化道內殺菌
- 分子量大

阻礙細胞壁合成			−	−	−	大
作用機制	PK／PD	蛋白結合率	分布容積	代謝／排泄	消失半減期	分子量

同系藥劑 無符合

主要適應症 腸道感染症 ⇒ p.162

適應菌

革蘭氏陽性球菌　革蘭氏陽性桿菌　革蘭氏陰性球菌　革蘭氏陰性桿菌

MRSA（葡萄球菌屬）

厭氧菌　非典型細菌

困難梭狀芽孢桿菌

一般投藥方式

 [成人] ①感染性腸炎，②骨髓移植時的消化道內殺菌
1次
①0.125～0.5g，1天4次
②0.5g，1天4～6次

 器官障害患者 ◯ ◯　　 妊娠授乳 △ ◯　　 溶解液 注射用水等

禁忌症、禁忌藥

無符合

主要副作用

〔相對罕見但嚴重的症狀〕休克
〔相對常見的症狀〕腹瀉、噁心、嘔吐、發疹、發紅、顏面紅潮、AST（GOT）與ALT（GPT）上升、Al-P上升、BUN上升、肌酸酐上升等

32 **Teicoplanin** 替考拉寧 TEIC

テイコプラニン／Teicoplanin

TARGOCID（注射用） Sanofi（1998年）

200mg

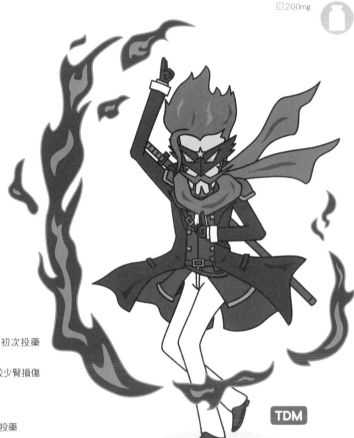

對革蘭氏陽性菌具有抗菌力，可用於MRSA

- 實施增量投藥（初次投藥的劑量較多）
- 比Vancomycin較少腎損傷
- 分子量大
- 半衰期非常長
- 需進行TDM適當投藥

TDM

阻礙細胞壁合成	—	大	大	肝腎	長	大
作用機制	PK／PD	蛋白結合率	分布容積	代謝／排泄	消失半減期	分子量

同系藥劑 Arbekacin（Habekacin）、Vancomycin（Vancomycin）、Linezolid
（ZYVOX）、Daptomycin（CUBICIN）

主要適應症 **敗血症** ➡ p.152、肺炎、皮膚軟組織感染症、手術部位感染症、**骨髓炎與關節炎** ➡ p.176

適應菌

革蘭氏陽性球菌

MRSA（Methicillin
抗藥性金黃色葡萄球菌）

革蘭氏陽性桿菌

革蘭氏陰性球菌

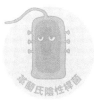

革蘭氏陰性桿菌

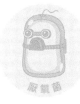

厭氣菌

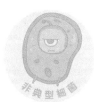

非典型細菌

一般投藥方式

1天

[成人] ①一般感染症，②敗血症
①初次400mg或者800mg，分成2次；
之後200mg或者400mg，1天1次
②初次800mg，分成2次；
之後400mg，1天1次
點滴靜注（滴注30分鐘以上）

1次

[幼兒] ①一般感染症，②敗血症
①10mg/kg，間隔12小時投藥3次；
之後6～10mg/次，間隔24小時
②10mg/kg，間隔12小時投藥3次；
之後10mg/kg，間隔24小時
點滴靜注（滴注30分鐘以上）

 腎臟障礙患者 △ ○

 妊娠哺乳 △ △

 溶解液 以注射用水或者生理食鹽液溶解後稀釋
點滴靜注 生理食鹽液等

禁忌症、禁忌藥
重聽患者

主要副作用
〔相對罕見但嚴重的症狀〕休克、急性過敏性症狀、第8腦神經損傷、毒性表皮溶解症（TEN）、史帝芬強生

症候群（SJS）、紅皮症、顆粒球缺乏症、白血球減少症、血小板減少、急性腎衰竭、肝功能損傷、黃疸
〔相對常見的症狀〕發燒、發疹、AST（GOT）與ALT（GPT）上升、BUN上升、嗜酸性球增多等

33 **Daptomycin** 達托黴素

ダプトマイシン／Daptomycin

CUBICIN（靜注用） MSD（2011年）

350mg

對革蘭氏陽性菌具有抗菌力，可用於MRSA

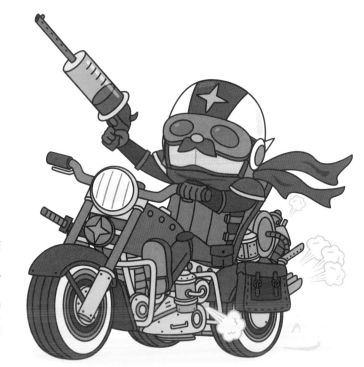

- 對LZD抗藥性菌也有效
- 皮膚、骨組織移轉性良好
- 與肺表面活性物質結合後會失去活性，無法治療肺炎
- 分子量大
- 蛋白結合率很大

阻礙DNA、RNA、蛋白質合成	AUC/MIC	大	小	肝腎	長	大
作用機制	PK／PD	蛋白結合率	分布容積	代謝／排泄	消失半減期	分子量

<ruby>同系藥劑<rt></rt></ruby> Arbekacin（Habekacin）、Vancomycin（Vancomycin）、Teicoplanin
（TARGOCID）、Linezolid（ZYVOX）

<ruby>主要適應症<rt></rt></ruby> **敗血症** ⇒ **p.152**、感染性心內膜炎、皮膚軟組織感染症、手術部位感染症、骨髓
炎與關節炎 ⇒ **p.176**

<ruby>適應菌<rt></rt></ruby>

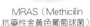

MRAS（Methicillin
抗藥性金黃色葡萄球菌）

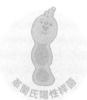

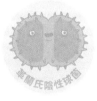

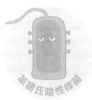

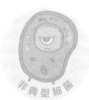

一般投藥方式

[成人] ①敗血症、感染性心內膜炎，②深層性皮膚感染症、外傷、灼傷及手術創傷等的
二次感染、糜爛、潰瘍等的二次感染

①6mg/kg，1天1次，②4mg/kg，1天1次
靜注 點滴靜注（滴注30分鐘）

臟器障害患者
△ 〇

妊娠授乳
△ △

溶解液 以生理食鹽液溶解後稀釋
點滴靜注 生理食鹽液
靜注 生理食鹽液

<ruby>禁忌症、禁忌藥<rt></rt></ruby>
無符合
<ruby>主要副作用<rt></rt></ruby>
〔相對罕見但嚴重的症狀〕休克、急性過敏、急性廣泛
性發疹性膿皰症、橫紋肌溶解症、嗜酸性球肺炎、周

圍神經病變、腎衰竭、假膜性腸炎
〔相對常見的症狀〕腹瀉、發疹、發燒、AST
（GOT）與ALT（GPT）上升、Al-P上升、血小板減
少、CK（CPK）上升、嗜酸性球增多等

34 **Linezolid** 利奈唑胺 LZD

リネゾリド／Linezolid

ZYVOX（錠劑、注射液） Pfizer（2001年）

600mg

600mg

可用於MRSA、Vancomycin抗藥性腸球菌

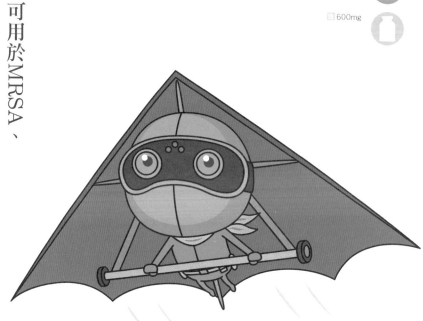

- 口服劑在腸道的吸收率良好
- 不需依腎功能調整劑量
- 分子量比較小、組織移轉性良好

阻礙蛋白質合成	AUC/MIC	小	中	肝腎	中	小
作用機制	PK／PD	蛋白結合率	分布容積	代謝／排泄	消失半減期	分子量

同系藥劑 🚫 無符合、🔵 Arbekacin（Habekacin）、Vancomycin（Vancomycin）、Teicoplanin（TARGOCID）、Daptomycin（CUBICIN）

主要適應症 **敗血症** ➡ p.152、**細菌性腦膜炎** ➡ p.156、肺炎、皮膚軟組織感染症、手術部位感染症、骨髓炎與關節炎 ➡ p.176

適應菌

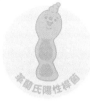
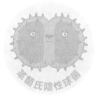
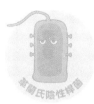

革蘭氏陽性球菌　　革蘭氏陽性桿菌　　革蘭氏陰性球菌　　革蘭氏陰性桿菌

MRSA（Methicillin抗藥性
金黃色葡萄球菌）、
VRE（Vancomycin抗藥性
屎腸球菌）

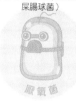
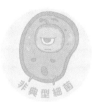

厭氧菌　　　　　非典型細菌

一般投藥方式

 ［成人］
600mg，1天2次

 ［幼兒］
10mg/kg，1天3次
（最多600mg）

 ［成人］
600mg，1天2次
點滴靜注（滴注30分鐘～2小時）

 ［幼兒］
10mg/kg，1天3次
（最多600mg）
點滴靜注（滴注30分鐘～2小時）

 臟器障害患者 ○ ○　　 妊娠授乳 △ △　　 溶解液 —

禁忌症、禁忌藥
無符合

主要副作用
〔相對罕見但嚴重的症狀〕可逆性貧血、白血球減少症、全血球減少症、血小板減少症等骨髓抑制、代謝

性酸血症、視神經症狀、休克、急性過敏、間質性肺炎、腎衰竭、低鈉血症、假膜性大腸炎、肝功能損傷
〔相對常見的症狀〕發疹、血小板減少症、貧血、腹瀉、白血球減少、低鈉血症、肝功能數值異常等等

35 Tigecycline 老虎黴素 TGC

チゲサイクリン／Tigecycline

Tygacil（點滴靜注用） 　　　　　　　　　　　🏛 Pfizer（2012年）

💊 50mg

適用多重抗藥性的革蘭氏陰性桿菌

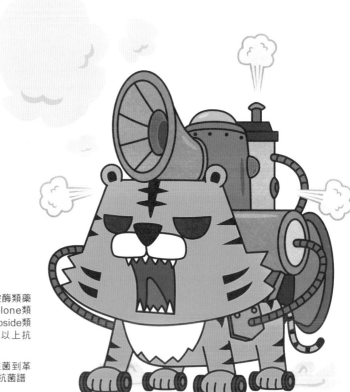

- 可用於對乙內醯胺酶類藥物、Fluoroquinolone類藥物、Aminoglycoside類藥物等，具有2類以上抗藥性的細菌
- 具有從革蘭氏陽性菌到革蘭氏陰性菌的廣效抗菌譜
- 對綠膿桿菌無效果
- 分布容積非常大

阻礙蛋白質合成	―	大	大	肝	長	中
作用機制	PK／PD	蛋白結合率	分布容積	代謝／排泄	消失半減期	分子量

同系藥劑 無符合

主要適應症 敗血症 ➡ p.152、腹腔內感染症、皮膚軟組織感染症、手術部位感染症

適應菌

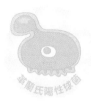 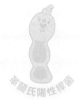 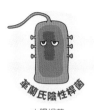

革蘭氏陰性桿菌

大腸桿菌、
檸檬酸桿菌屬、
克留氏菌屬、腸桿菌屬、
不動桿菌屬

（對乙內醯胺酶類藥物、
Fluoroquinolone類藥
物、Aminoglycoside
類藥物等，具有2類
以上的抗藥性）

一般投藥方式

 ［成人］
1次　**初次100mg，之後50mg，1天2次**
點滴靜注（滴注30分鐘～60分鐘）

 嚴器障害患者 ○ △　 妊娠授乳 ✕ ✕　 以生理食鹽液、5%葡萄糖液溶解後稀釋
點滴靜注 生理食鹽液、5%葡萄糖液

禁忌症、禁忌藥
無符合

主要副作用
〔相對罕見但嚴重的症狀〕休克、急性過敏、重症肝損傷、血小板減少症、急性胰炎、假膜性大腸炎、史帝

芬強生症候群（SJS）
〔相對常見的症狀〕噁心、嘔吐、腹瀉、發疹、搔癢、凝血酶原時間延長、部分凝血活酶時間延長、AST（GOT）與ALT（GPT）上升、膽紅素血症、BUN上升、頭痛、浮動性暈眩等

36 Colistin[注] 粘桿菌素〔注〕

CL

● （創製）

コリスチンメタンスルホン酸ナトリウム／Colistin Sodium Methanesulfonate

ALDREB（點滴靜注用）

GSK（2015年）

150mg

對革蘭氏陰性菌
具有抗菌力，
可用於多重抗藥性菌感染症

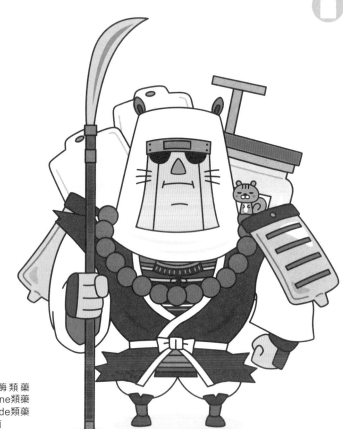

- 適用對乙內醯胺酶類藥物、Fluoroquinolone類藥物、Aminoglycoside類藥物具有抗藥性的細菌

- 分子量非常大

對細胞膜的阻礙作用

作用機制

—

PK／PD

小

蛋白結合率

中

分布容積

不明

代謝／排泄

中

消失半減期

大

分子量

116

同系藥劑 無符合

主要適應症 各種感染症（**敗血症** → p.152）

適應菌

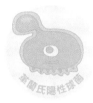 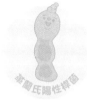 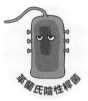

革蘭氏陽性球菌　　革蘭氏陽性桿菌　　革蘭氏陰性球菌　　革蘭氏陰性桿菌

大腸桿菌、
檸檬酸桿菌屬、
克留氏菌屬、腸桿菌屬、
綠膿桿菌、不動桿菌屬

(對乙內醯胺酶類藥物、
Fluoroquinolone 類藥
物、Aminoglycoside
類藥物具有抗藥性)

厭氧菌　　　　　非典型細菌

一般投藥方式

1次

[成人]
1.25～2.5mg/kg，1天2次
點滴靜注（滴注30分鐘以上）

 臟器障害患者 △ ○

 妊娠授乳   ✕ ✕

 溶解液　以注射用水或者生食鹽液溶解後稀釋
點滴靜注 生理食鹽液等

禁忌症、禁忌藥
無符合

主要副作用
〔相對罕見但嚴重的症狀〕腎衰竭、腎功能損傷、呼吸
窘迫、呼吸中止、假膜性大腸炎
〔相對常見的症狀〕發疹、搔癢感、尿量減少、頭痛、
浮動性暈眩、錯亂等神經系統損傷等

37 Sulfamethoxazole·Trime-thoprim 複方新諾明

（Sulfamethoxazole 是日本創製） **ST**

スルファメトキサゾール・トリメトプリム合剤（ST複合剤）／Sulfamethoxazole·Trimethoprim

Baktar（調配錠劑、調配顆粒）
BACTRAMIN（調配錠劑、調配顆粒、注）

SHIONOGI（1976年）
中外（1976年）

S：400mg・T：80mg
S：400mg・T：80mg/g

S：400mg・T：80mg

持續性Sulfonamide類藥物與抗菌物質的複合劑，發揮相乘作用提高療效

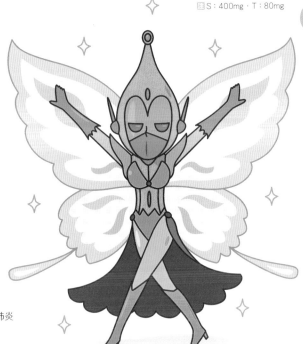

- 注意休克、血液障礙等重症副作用
- 注射劑僅適用肺囊蟲肺炎
- 口服劑的吸收率良好
- 對腎、肺的移轉性良好

阻礙葉酸生物合成、葉酸活性化過程	—	小	大	肝腎	長	小
作用機制	PK／PD	蛋白結合率	分布容積	代謝／排泄	消失半減期	分子量

118

同系藥劑 無符合

主要適應症 **肺炎** ➡ p.160、腸道感染症、尿道感染症、**骨髓炎與關節炎** ➡ p.176、結核

適應菌

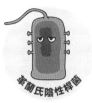

革蘭氏陽性球菌 腸球菌屬

革蘭氏陽性桿菌

革蘭氏陰性球菌

革蘭氏陰性桿菌 大腸桿菌、志賀桿菌、檸檬酸桿菌屬、克留氏菌屬、腸桿菌屬、變形桿菌屬、摩根氏桿菌、普羅威登斯菌屬、流行性感冒桿菌

厭氣菌

非典型細菌

真菌 人類肺囊蟲

一般投藥方式

 [成人] ①一般感染症，②肺囊蟲肺炎治療
1天 ①**4錠（g），分成2次**
②**9～12錠（g），分成3～4次**

[幼兒] 肺囊蟲肺炎治療
1天 **作為Trimethoprim**
15～20mg/kg，分成3～4次

 [成人] 肺囊蟲肺炎治療
1天 **作為Trimethoprim**
15～20mg/kg，分成3次
點滴靜注（滴注1～2小時）

 臟器障害患者 △ ○

 妊娠授乳 ✕ ✕

 溶解液 **點滴靜注** 5%葡萄糖液

禁忌症、禁忌藥
孕婦與可能已懷孕的婦人、低出生體重兒、新生兒、G-6-PD缺乏症的患者（體質容易發生血液障礙、過敏症的患者）

主要副作用
〔相對罕見但嚴重的症狀〕再生不良性貧血、巨胚紅血球貧血、高鐵血紅蛋白血症、血小板減少症、顆粒球缺乏症、溶血性貧血、全血球減少、栓塞性血小板減少性紫癜病（TTP）、溶血性尿毒症候群（HUS）、急性過敏、休克、史帝芬強生症候群（SJS）、毒性表皮溶解症（TEN）、藥物過敏症候群、急性胰炎、假膜性大腸炎等伴隨血便的重症大腸炎、重度肝損傷、急性腎衰竭、間質性腎炎、無菌性腦膜炎、周圍神經炎、間質性肺炎、PIE症候群、低血糖發作、高鉀血症、低鈉血症、橫紋肌溶解症

〔相對常見的症狀〕血小板減少、AST（GOT）與ALT（GPT）上升、Al-P上升、發疹、搔癢感、頭痛、顆粒球減少、噁心、嘔吐、腎功能損傷等

38 Metronidazole 甲硝唑 MNZ

メトロニダゾール／Metronidazole

Flagyl（ 內服錠）
ANAEMETRO（ 點滴靜注液）

SHIONOGI（1961年）
Pfizer（2014年）

 250mg

 500mg

用於厭氧菌感染症、困難梭狀芽孢桿菌腸炎

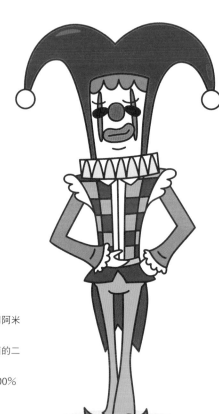

- 對原蟲也具有活性，適用阿米巴赤痢等原蟲症
- 口服劑適用幽門螺旋桿菌的二次除菌
- 口服劑的生體可用率為100%
- 分子量小

 阻礙DNA
作用機制

 ─
PK／PD

 小
蛋白結合率

 中
分布容積

 肝
代謝／排泄

 長
消失半減期

 小
分子量

120

同系藥劑 無符合

主要適應症 敗血症、細菌性腦膜炎、**肺炎** ➡ p.160、**腸道感染症** ➡ p.162、**腹腔內感染症** ➡ p.164、**性感染症** ➡ p.168、**婦科感染症** ➡ p.170、**手術部位感染症** ➡ p.174、骨髓炎與關節炎、皮膚軟組織感染症

適應菌 （部分省略）

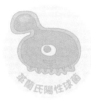
革蘭氏陽性球菌

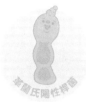
革蘭氏陽性桿菌

革蘭氏陰性球菌

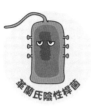
革蘭氏陰性桿菌

幽門螺旋桿菌

厭氧菌
消化鏈球菌屬、類桿菌屬、普雷沃菌屬、梭菌屬、吡咯單胞菌屬、細梭菌屬、真細菌屬

非典型細菌

其 他
原蟲（陰道滴蟲、阿米巴赤痢蟲、腸形鞭毛蟲）

一般投藥方式

1次 ［成人］ ①厭氧菌感染，②感染性腸炎，③幽門螺旋桿菌感染症
①500mg，1天3～4次
②250mg，1天4次，或者500mg，1天3次，投藥10～14天
③（併用AMPC、PPI）250mg，1天2次，投藥7天

1次 ［成人］
500mg，1天3次（最多1天4次）
點滴靜注（滴注20分鐘以上）

  臟器障害患者 △ －

  妊娠授乳 △ △

 溶解液 －

禁忌症、禁忌藥
腦、脊髓器質性疾病、懷孕3個月內

主要副作用
〔相對罕見但嚴重的症狀〕周圍神經損傷、中樞神經損傷、無菌性腦炎、毒性表皮溶解症（TEN）、史帝芬強生症候群（SJS）、急性胰炎、白血球減少、嗜中性球減少、出血性大腸炎
〔相對常見的症狀〕發燒、發疹、噁心、嘔吐、腹瀉、腹痛、AST（GOT）與ALT（GPT）、γ-GTP上升、咳嗽、心房顫動、竇性頻脈、味覺異常、尿液變色等

39 **Isoniazid** 異煙肼

イソニアジド／Isoniazid

ISCOTIN（錠劑、原粉、注）
HYDRA（錠劑）

第一三共（1986年）
大塚（1985年）

100mg
原粉

100mg

結核治療的
主要標準治療藥

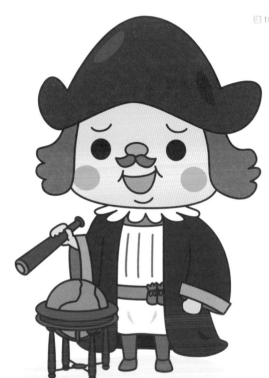

· 對結核菌具有殺菌的
效果

· 可能產生肝損傷、周
圍神經損傷

· 分子量小

阻礙
細胞壁
合成
作用機制

—
PK／PD

小
蛋白結合率

中
分布容積

肝
代謝／排泄

短
消失半減期

小
分子量

同系藥劑 無符合

主要適應症 結核 ➡ p.182

適應菌

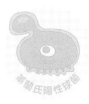 革蘭氏陽性球菌

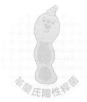 革蘭氏陽性桿菌

 革蘭氏陰性球菌

 革蘭氏陰性桿菌

 厭氧菌

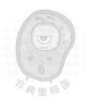 非典型細菌

 抗酸菌
結核菌

一般投藥方式

[成人]
1天 **200～500mg（4～10mg/kg），
分成1～3次、每天或者每週2次
（最多1,000mg）**

[幼兒]（未滿13歲）
1天 **最多20mg/kg**

[成人]
1天 **200～500mg（4～10mg/kg）** 靜注 肌注
50～200mg 髓腔內 胸腔內 局部分注

嚴器障礙患者 ○ — 妊娠授乳 △ △ 溶解液 —

禁忌症、禁忌藥
重症肝損傷

主要副作用
〔相對罕見但嚴重的症狀〕劇症肝炎等重症肝損傷、毒性表皮溶解症（TEN）、史帝芬強生症候群（SJS）、紅皮症（剝脫性皮膚炎）、藥物過敏症候群、SLE症狀、間質性肺炎、腎衰竭、間質性腎炎、腎病症候群、顆粒球缺乏症、血小板減少、痙攣、視神經炎、視神經萎縮、周圍神經炎

〔相對常見的症狀〕出血傾向、頭痛、暈眩、噁心、嘔吐、腹痛、便祕、AST（GOT）與ALT（GPT）上升等

40 Rifampicin 利福平

リファンピシン／Rifampicin

RIFADIN（膠囊） 第一三共（1971年）

□ 150mg

主要標準治療藥
結核治療的

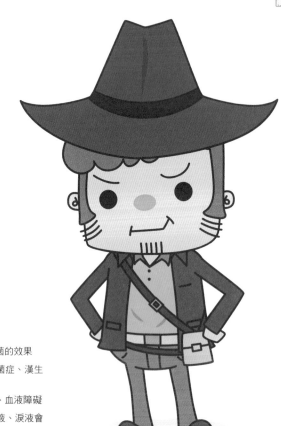

- 對結核菌具有殺菌的效果
- 對非結核性抗酸菌症、漢生病也有效
- 可能產生肝損傷、血液障礙
- 可能發生汗、唾液、淚液會變色

阻礙RNA合成
作用機制

—
PK／PD

大
蛋白結合率

大
分布容積

肝
代謝／排泄

中
消失半減期

中
分子量

同系藥劑 無符合

主要適應症 感染性心內膜炎 ➡ p.154、結核 ➡ p.182

適應菌

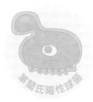

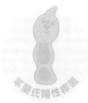

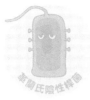

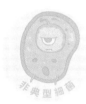

分枝桿菌屬

一般投藥方式*

1次

[成人] 肺結核及其他結核症
450mg，1天1次
（若有併用藥，可每週投藥2天）
早餐前（空腹時）

臟器障害患者 　妊娠授乳 　溶解液 –

禁忌症、禁忌藥
膽道閉塞症或者重症肝損傷的患者、Tadalafil（Adcirca）、Macitentan、Ticagrelor、Voriconazole、HIV感染症治療藥（參照藥品仿單）、Telaprevir、Simeprevir、Daclatasvir、Asunaprevir、Vaniprevir、Sofosbuvir、Ledipasvir·Sofosbuvir、Ombitasvir·Paritaprevir·Ritonavir、Elbasvir、Grazoprevir、Praziquantel

主要副作用
〔相對罕見但嚴重的症狀〕劇症肝炎等重症肝損傷、休克、急性過敏、腎衰竭、間質性腎炎、腎病症候群、溶血性貧血、顆粒球缺乏症、血小板減少、假膜性大腸炎等伴隨血便的重症大腸炎、毒性表皮溶解症（TEN）、史帝芬強生症候群（SJS）、扁平苔癬型皮疹、天疱瘡及類天疱瘡皮疹、紅皮症（剝脫性皮膚炎）、間質性肺炎
〔相對常見的症狀〕食慾不振、噁心、嘔吐、腎痛、腹瀉、胃不適感、發疹、黃疸、AST（GOT）與ALT（GPT）上升、顆粒球減少、出血傾向、失眠、暈眩、全身倦怠等

---

*MAC症等非結核性抗酸菌症：[成人]1次450mg，1天1次（最多1天600mg）。
漢生病：[成人]1次600mg，1～2次/月，或者1次450mg，1天1次（每天）

41 Pyrazinamide 吡嗪醯胺 PZA

ピラジナミド／Pyrazinamide

PYRAMIDE（原粉） 　　　　　　　第一三共（1984年）

 原粉

結核治療的標準治療藥

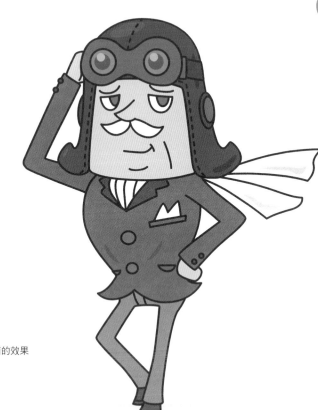

- 對結核菌具有殺菌的效果
- 可能產生肝損傷
- 分子量小

阻礙細胞壁合成	―	小	大	肝	長	小
作用機制	PK／PD	蛋白結合率	分布容積	代謝／排泄	消失半減期	分子量

同系藥劑 無符合

主要適應症 結核 ➡ p.182

適應菌

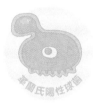

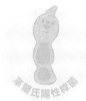

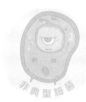

抗酸菌
結核菌

一般投藥方式

 1天 [成人]
1.5～2.0g，分成1～3次

 臟器障礙患者 △ －　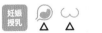 妊娠授乳 △ △　 溶解液 －

禁忌症、禁忌藥
肝損傷

主要副作用
〔相對罕見但嚴重的症狀〕重症肝損傷、間質性腎炎
〔相對常見的症狀〕尿酸值上升、嗜酸性球增多、發疹、頭痛、噁心、嘔吐、色素沉澱等

42 **Ethambutol** 乙胺丁醇

エタンブトール塩酸塩／Ethambutol Hydrochloride

Esanbutol（錠劑）
EBUTOL（錠劑）

SANDOZ（1966年）
科研（1966年）

125mg、
250mg

作為結核治療的
標準治療藥，
與殺菌性藥物併用

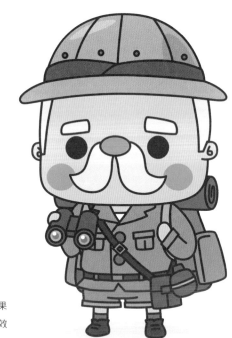

· 對結核菌具有抑菌的效果
· 對非結核性抗酸菌也有效
· 可能產生視神經損傷

阻礙
核酸合成
作用機制

—
PK／PD

小
蛋白結合率

大
分布容積

腎
代謝／排泄

中
消失半減期

小
分子量

〔同系藥劑〕 Streptomycin（STREPTOMYCIN SULFATE）

〔主要適應症〕 結核 ➡ p.182

〔適應菌〕

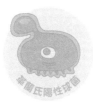
革蘭氏陽性球菌

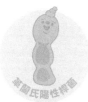
革蘭氏陽性桿菌

革蘭氏陰性球菌

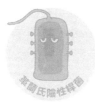
革蘭氏陰性桿菌

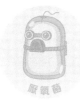
厭氧菌

非典型細菌

抗酸菌
分枝桿菌屬

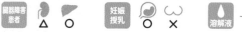

一般投藥方式*

1天

[成人] 肺結核及其他結核症
0.75～1g，分成1～2次

臟器障害患者
△ ○

妊娠授乳
○ ✕

溶解液
－

〔禁忌症、禁忌藥〕
無符合

〔主要副作用〕

〔相對罕見但嚴重的症狀〕視力損傷、重症肝損傷、休克、急性過敏、間質性肺炎、嗜酸性球肺炎、毒性表皮溶解症（TEN）、史帝芬強生症候群（SJS）、紅皮症（剝脫性皮膚炎）、血小板減少

〔相對常見的症狀〕發疹、四肢發麻、白血球減少、嗜中性球減少、嗜酸性球增多、AST（GOT）與ALT（GPT）上升、食慾不振、噁心、嘔吐、暈眩感、倦怠感等

*MAC等非結核性抗酸菌症：[成人]1次0.5～0.75g，1天1次。

43 Liposomal Amphotericin B 兩性黴素B

L-AMB

アムホテリシンBリポソーム製剤／Liposomal Amphotericin B

AmBisome（點滴靜注用）　　　　　　　　　大日本住友（2006年）

50mg

具有最廣效的抗菌譜，
但副作用也最多

・為了減輕腎損傷，製劑會將Amphotericin B封入脂質分子膜中

・患部移轉性良好

・需注意腎損傷、低鉀血症、發燒等副作用

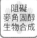
阻礙
麥角固醇
生物合成
作用機制

—
PK／PD

大
蛋白結合率

大
分布容積

肝
代謝／排泄

長
消失半減期

中
分子量

同系藥劑 Amphotericin B（FUNGIZONE）

主要適應症 **敗血症** ⇒ p.152、發熱性嗜中性球減少症、**深層性黴菌症** ⇒ p.184

適應菌 （部分省略）

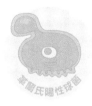
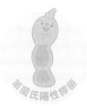
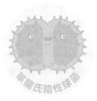
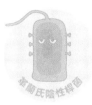

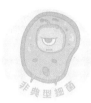
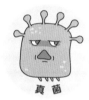

麴菌屬、念珠菌屬、隱球菌屬、白黴菌屬、犁頭黴屬、
黑黴菌屬、根黏菌屬、分枝孢子菌屬、枝孢瓶黴菌屬、
芳沙加菌屬、芽生菌屬、外瓶黴屬、球黴菌屬、
組織漿菌屬、芽生菌屬

一般投藥方式

[成人]　①黴菌血症、呼吸器官黴菌症、真菌腦膜炎、瀰漫性黴菌症，②疑似真菌感染的發熱性嗜中性球減少症

①2.5mg/kg，1天1次（最多1次5mg/kg，隱球菌腦膜炎：最多1次6mg/kg）
②2.5mg/kg，1天1次
點滴靜注（滴注1～2小時以上）

臟器障害患者   　**妊娠授乳**   　**溶解液** 以注射用水溶解後稀釋
點滴靜注 5%葡萄糖液

禁忌症、禁忌藥

白血球輸血

主要副作用

〔相對罕見但嚴重的症狀〕休克、急性過敏性症狀、給藥時的相關症狀、腎衰竭、毒性腎病等重症腎損傷、肝衰竭、黃疸、高膽紅素血症等重症肝功能損傷、低鉀血症、橫紋肌溶解症、顆粒球缺乏症、白血球減少、血小板減少、心搏停止、心臟衰竭、心律不整、敗血症、肺炎等重症感染病、痙攣、意識障礙等中樞神經症狀

〔相對常見的症狀〕發疹、發燒、惡寒、紅潮、BUN上升、血中肌酸酐上升、食慾不振、噁心、嘔吐、腹部膨滿、腹瀉、軟便、肝功能損傷、低鉀血症、低鎂血症等

44 **Fosfluconazole** 膦氟康唑

ホスフルコナゾール／Fosfluconazole

Prodif（靜注液） 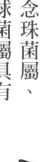 **Pfizer**（2003年）

100mg、
200mg、
400mg

對念珠菌屬、
隱球菌屬具有
強大抗真菌效果

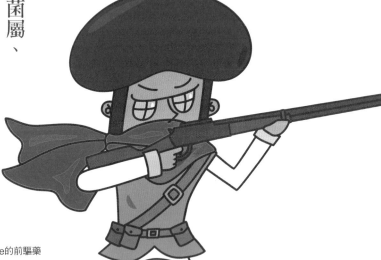

- Fluconazole的前驅藥
- 抗菌譜狹窄，對麴菌屬、白黴菌屬無效
- 組織移轉性良好
- 溶解性高，投藥可定時少劑量靜脈注射（Bolus）

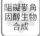						
阻礙麥角固醇生物合成	—	小	大	腎	長	小
作用機制	PK／PD	蛋白結合率	分布容積	代謝／排泄	消失半減期	分子量

同系藥劑 Voriconazole（VFEND）、Fluconazole（Diflucan）、Itraconazole（ITRIZOLE）、Miconazole（FLORID）

主要適應症 深層性黴菌症 → p.184

適應菌

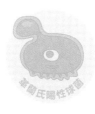
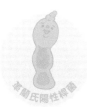
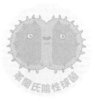
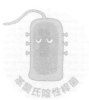

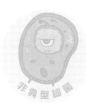
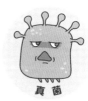

念珠菌屬、隱球菌屬

一般投藥方式

1次

[成人] ①念珠菌症、②隱球菌症
①初次、第二天：100～200mg，1天1次；之後：50～100mg，1天1次
②初次、第二天：100～400mg，1天1次；之後：50～200mg，1天1次
（最多 初次、第二天：800mg；之後：400mg）靜注（以不超過10mL/分的速度）

器官障害患者 △ ○　妊娠授乳 ✕ ○　溶解液 −

禁忌症、禁忌藥
懷孕與可能已懷孕的患者、Triazolam、Ergotamine製劑、Quinidine、Pimozide

主要副作用
〔相對罕見但嚴重的症狀〕休克、急性過敏、毒性表皮溶解症（TEN）、史帝芬強生症候群（SJS）、血液障礙、急性腎衰竭、肝損傷、意識障礙、痙攣、高鉀血症、心室頻脈、QT延長、心律不整、間質性肺炎、假膜性腸炎

〔相對常見的症狀〕發疹、BUN上升、ALT（GOT）與ALT（GPT）上升、Al-P上升、腹瀉、欲吐、嘔吐、浮動性暈眩等

45 Voriconazole 伏立康唑

ボリコナゾール／Voriconazole

VFEND（ 錠劑、乾糖漿、 靜注用）　　　　　　　　　　 **Pfizer**（2005年）

50mg、
200mg
2,800mg/瓶

200mg

具有廣效的抗真菌譜，
口服方式的消化道吸收良好

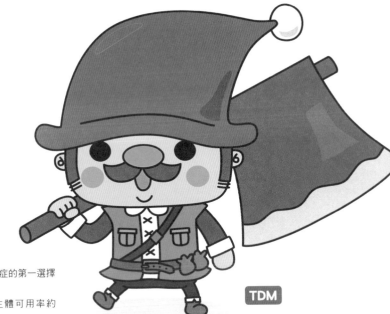

TDM

・侵襲性麴菌症的第一選擇
　藥

・口服劑的生體可用率約
　100%

・臟器移轉性良好

・需進行TDM適當投藥

阻礙麥角固醇生物合成	AUC/MIC	小	大	肝	長	小
作用機制	PK／PD	蛋白結合率	分布容積	代謝／排泄	消失半減期	分子量

同系藥劑 Itraconazole（ITRIZOLE）、Fluconazole（Diflucan）、
 Fosfluconazole（Prodif）、Fluconazole（Diflucan）、Itraconazole（ITRIZOLE）、Miconazole（FLORID）

主要適應症 敗血症、腹腔內感染症、**深層性黴菌症** ➡ p.184

適應菌

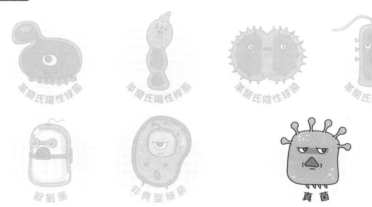

麴菌屬、念珠菌屬、隱球菌屬、梭菌屬、賽多孢子菌屬

一般投藥方式

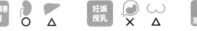

[成人] 體重40kg以上
1次 初次：**300mg（最多400mg）**，
1天2次之後：**150mg或者200mg（最多300mg）**，1天2次，兩餐之間

[成人]
1次 初次：**6mg/kg**，1天2次
之後：**3mg/kg或者4mg/kg**，1天2次
點滴靜注

[幼兒] 2歲以上未滿12歲、12歲以上體重未滿50公斤
1次 注射劑投藥後，**9mg/kg**，1天2次（最多350mg，1天2次）

[幼兒] 2歲以上未滿12歲、12歲以上體重未滿50公斤
1次 首次：**9mg/kg**，1天2次
之後：**8mg/kg**，1天2次
點滴靜注

臟器障害患者 腎 ○ 肝 △

妊娠授乳 × △

溶解液 以注射用水溶解後稀釋
點滴靜注 生理食鹽液

禁忌症、禁忌藥
懷孕與可能已懷孕的患者、Rifampicin、Rifabutin、Efavirenz、Ritonavir、Carbamazepine、長效巴比妥酸鹽誘導體、Pimozide、Quinidine、麥角生物鹼（含Ergotamine製劑）、Triazolam

主要副作用
〔相對罕見但嚴重的症狀〕休克、急性過敏、毒性表皮溶解症（TEN）、史帝芬強生症候群（SJS）、多型性紅斑、肝損傷、心室頻脈、心電圖QT延長、心室顫動、心律不整、完全房室傳導阻滯、心臟衰竭、腎損傷、呼吸窘迫症候群、格巴二氏症候群、血液障礙、假膜性腸炎、橫紋肌溶解症、間質性肺炎、低血糖、意識障礙、痙攣
〔相對常見的症狀〕肝功能異常、肝損傷、畏光、視覺損傷、γ-GTP上升、Al-P上升、幻覺、腎損傷、發疹、AST（GOT）與ALT（GPT）上升、視力模糊、色覺異常、頭痛、失眠症、食慾不振、噁心、嘔吐等

46 **Micafungin** 米卡芬淨 MCFG

ミカファンギンナトリウム／Micafungin Sodium

Funguard（點滴） 　　　　　　　　　　　　　　　Astellas（2002年）

25mg、50mg、75mg

僅對麴菌屬、念珠菌屬有效

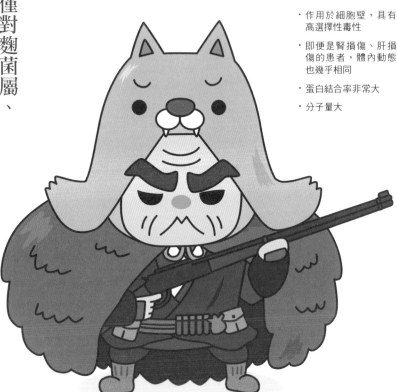

・作用於細胞壁，具有高選擇性毒性

・即便是腎損傷、肝損傷的患者，體內動態也幾乎相同

・蛋白結合率非常大

・分子量大

阻礙細胞壁合成	—	大	小	肝	長	大
作用機制	PK／PD	蛋白結合率	分布容積	代謝／排泄	消失半減期	分子量

同系藥劑 Caspofungin（CANCIDAS）

主要適應症 敗血症 ⇒ p.152、深層性黴菌症 ⇒ p.184

適應菌

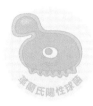
革蘭氏陽性球菌

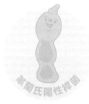
革蘭氏陽性桿菌

革蘭氏陰性球菌

革蘭氏陰性桿菌

厭氧菌

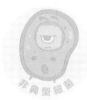
非典型細菌

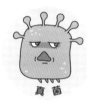
真菌
麴菌屬、念珠菌屬

一般投藥方式

1次

［成人］①麴菌症，②念珠菌症
①**50～150mg，1天1次**
（最多300mg）
②**50mg，1天1次（最多300mg）**
點滴靜注（**75mg以下：滴注30分鐘以上；
超過75mg：滴注1小時以上**）

1次

［幼兒］①麴菌症，②念珠菌症
①**1～3mg/kg，1天1次**
（最多6mg/kg）
②**1mg/kg，1天1次**
（最多6mg/kg）
點滴靜注（滴注1小時以上）

**臟器障害
患者** ○ ○

 **妊娠
授乳** △ △

 溶解液

 點滴靜注 生理食鹽液、葡萄糖注射液、補液

禁忌症、禁忌藥
無符合

主要副作用

〔相對罕見但嚴重的症狀〕血液障礙、休克、急性過敏、肝功能損傷、黃疸、急性腎衰竭、毒性表皮溶解症（TEN）、史帝芬強生症候群（SJS）、多型性紅斑

〔相對常見的症狀〕嗜酸性球增加、發疹、心悸、腹瀉、軟便、惡寒、頭痛、AST（GOT）與ALT（GPT）上升、Al-P上升、γ-GTP上升、BUN上升、肌酸酐上升、關節炎、血管痛、靜脈炎等

47 **Pentamidine** 噴他脒

PM

ベンタミジンイセチオン酸塩／Pentamidine Isetionate

Benambax（注射用） Sanofi（2009年）

💊 300mg

對卡氏肺囊蟲（人類肺囊蟲）也有效

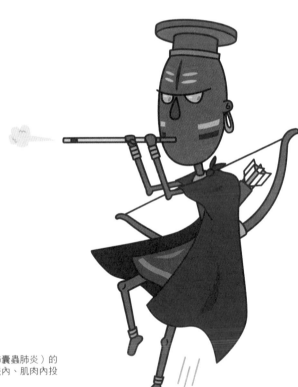

- 在卡氏肺炎（肺囊蟲肺炎）的治療，採取靜脈內、肌肉內投藥與吸入投藥

- 需要注意重症低血壓、低血糖、心律不整

阻礙葡萄糖代謝、蛋白質合成
作用機制

—
PK／PD

小
蛋白結合率

大
分布容積

肝
代謝／排泄

長
消失半減期

中
分子量

同系藥劑 無符合

主要適應症 肺炎 → p.160

適應菌

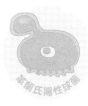
革蘭氏陽性球菌

革蘭氏陽性桿菌

革蘭氏陰性球菌

革蘭氏陰性桿菌

厭氧菌

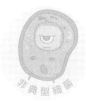
非典型細菌

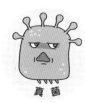
真菌
卡氏肺囊蟲
（人類肺囊蟲）

一般投藥方式

 1次
[成人]
4mg/kg，1天1次
點滴靜注（滴注1～2小時）
肌注

 1次
[成人]
300～600mg，1天1次
吸入（使用噴霧器30分鐘）

 臟器障礙患者 △ ○　 妊娠授乳 × ×

 溶解液　以注射用水溶解後稀釋
點滴靜注 葡萄糖注射液或者生理食鹽液
肌注 吸入 注射用水

禁忌症、禁忌藥
重症換氣障礙患者的吸入投藥、Zalcitabine、Foscarnet Sodium、Amiodarone（注射劑）

主要副作用
〔相對罕見但嚴重的症狀〕休克、急性過敏、史帝芬強生症候群（SJS）、錯亂、幻覺、急性腎衰竭、低血壓、QT延長、心室性心律不整、重度心搏徐緩、低血糖、高血糖、糖尿病、胰臟炎

〔相對常見的症狀〕噁心、嘔吐、BUN上升、腎功能損傷、低血糖、肝功能損傷、ALT（GPT）與AST（GOT）上升、肌酸酐上升、Al-P上升、高鉀血症、白血球減少等

48 Valaciclovir 伐昔洛韋

VACV

バラシクロビル塩酸塩／Valaciclovir Hydrochloride

VALTREX（錠劑、顆粒）

GSK（2000年）

☑ 500mg
☐ 500mg/g

對單純疱疹病毒、水痘帶狀疱疹病毒有效，為Aciclovir的前驅藥

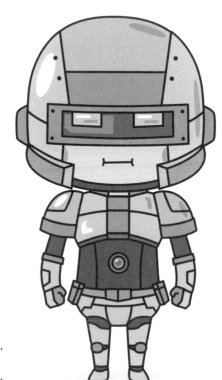

· 在肝水解後轉為活性體，發揮出療效

· 生體可用率比Aciclovir高，可維持高血中濃度

阻礙
DNA
合成
作用機制

PK／PD

小
蛋白結合率

中
分布容積

肝腎
代謝／排泄

中
消失半減期

小
分子量

同系藥劑 Aciclovir（Zovirax）、Famciclovir（Famvir）

主要適應症 **性感染症**（生殖器疱疹）➡ **p.168**、單純疱疹病毒感染症、水痘帶狀疱疹病毒感染症

適應菌

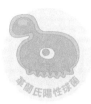

革蘭氏陽性球菌

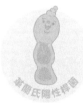

革蘭氏陽性桿菌

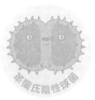

革蘭氏陰性球菌

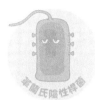

革蘭氏陰性桿菌

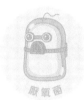

厭氧菌

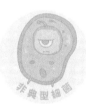

非典型細菌

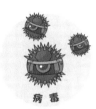

病毒
單純疱疹病毒、
水痘帶狀疱疹病毒

一般投藥方式

1次

[成人] ①單純疱疹，②帶狀疱疹、水痘
①**500mg，1天2次**
②**1,000mg，1天3次**

1次

[幼兒] ①單純疱疹，②帶狀疱疹、水痘
①**體重10kg未滿：25mg/kg，1天3次**
體重10kg以上 L 25mg/kg，1天2次
（最多500mg）
②**25mg/kg，1天3次（最多1000mg）**

 臟器障害患者 △ ○

妊娠授乳 ○ ○

 溶解液 —

禁忌症、禁忌藥
無符合

主要副作用
〔**相對罕見但嚴重的症狀**〕急性過敏休克、全血球減少、顆粒球缺乏症、血小板減少、瀰漫性血管內凝固症候群（DIC）、血小板減少性紫斑病、急性腎衰竭、精神神經症狀、毒性表皮溶解症（TEN）、史帝芬強生症候群（SJS）、呼吸抑制、呼吸停止、間質性肺炎、肺炎、肝功能損傷、黃疸、急性胰炎

〔**相對常見的症狀**〕發疹、蕁麻疹、頭痛、嗜睡等意識低落、肝功能數值惡化、BUN上升、肌酸酐上升、欲吐等

49 **Oseltamivir** 奧司他韋

オセルタミビルリン酸塩／Oseltamivir Phosphate

TAMIFLU（膠囊、乾糖漿）　　　中外（2000年）

□ 75mg
☑ 30mg/g

世界第一個
口服抗流行性感冒藥，
治療預防A型、
B型流行性感冒

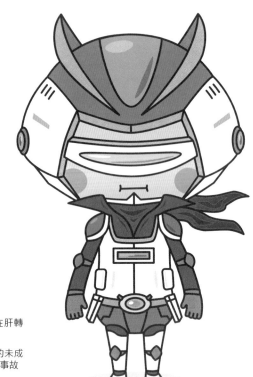

- 最常用的抗流行性感冒藥
- 阻礙病毒的神經胺酸酶
- 作為前驅藥被吸收後，在肝轉為活性體
- 有報告指出，10歲以上的未成年患者服用後發生跌跤等事故
- 健保僅給付治療用途

阻礙神經胺酸酶

作用機制

PK／PD

小

蛋白結合率

小

分布容積

中

代謝／排泄

腎

消失半減期

中

分子量
小

同系藥劑 Zanamivir（RELENZA）、Laninamivir（INAVIR）

主要適應症 **流行性感冒** → p.186

適應菌

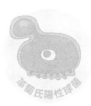 革蘭氏陽性球菌

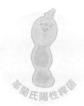 革蘭氏陽性桿菌

 革蘭氏陰性球菌

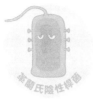 革蘭氏陰性桿菌

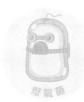 厭氧菌

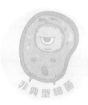 非典型細菌

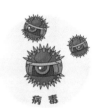
病毒
A型、B型流感病毒

一般投藥方式

 1次 ［成人］
治療：75mg，1天2次，投藥5天
預防：75mg，1天1次，投藥7～10天

 1次 ［幼兒］
治療：2mg/kg，1天2次，投藥5天
（最多75mg）
預防：2mg/kg，1天1次，投藥10天
（最多75mg）

臟器障害患者	🫘 △	🫀 ○	妊娠授乳	🤰 △	👶 ○	溶解液 💧	－

禁忌症、禁忌藥

無符合

主要副作用

〔相對罕見但嚴重的症狀〕休克、急性過敏、肺炎、劇症肺炎、肝功能損傷、黃疸、毒性表皮溶解症（TEN）、史帝芬強生症候群（SJS）、急性腎衰竭、白血球減少、血小板減少、出血性大腸炎、缺血性大腸炎

〔相對常見的症狀〕腹痛、腹瀉、噁心、發疹、暈眩、頭痛、失眠症、顫抖、惡夢等

50 Zanamivir 扎那米韋

ザナミビル水和物／Zanamivir Hydrate

RELENZA 　　　　　　　　　　　　　　GSK（1999年）

□ 5mg

吸入用抗流行性感冒藥，
治療預防A型、
B型流行性感冒

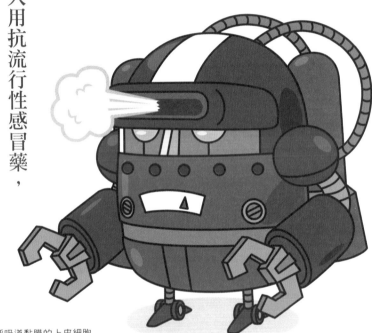

· 直接分布呼吸道黏膜的上皮細胞
　表面發揮療效

· 阻礙病毒的神經胺酸酶

· 健保僅給付治療用途

阻礙
神經胺
酸酶合成

作用機制

PK／PD

小
蛋白結合率

小
分布容積

腎
代謝／排泄

中
消失半減期

小
分子量

144

同系藥劑 Oseltamivir（TAMIFLU）、Laninamivir（INAVIR）

主要適應症 流行性感冒 → p.186

適應菌

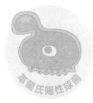

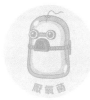 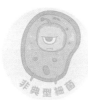 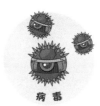

病毒

A型、B型流感病毒

一般投藥方式

 [成人]
1次
治療：10mg，1天2次，投藥5天
預防：10mg，1天1次，投藥10天
吸入

[幼兒]
1次
治療：與成人相同
預防：與成人相同
吸入

 臟器障害患者   妊娠授乳 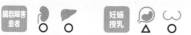 溶解液 —

禁忌症、禁忌藥
無符合

主要副作用
〔相對罕見但嚴重的症狀〕休克、急性過敏、支氣管痙攣、呼吸困難、毒性表皮溶解症（TEN）、史帝芬強生症候群（SJS）、多型性紅斑
〔相對常見的症狀〕腹瀉、發疹、噁心、嘔吐、嗅覺損傷

51 Laninamivir 拉尼米韋

ラニナミビルオクタン酸エステル水和物／Laninamivir Octanoate Hydrate

INAVIR（吸入粉末劑）　　　　　　　　　　　　第一三共（2010年）

□ 20mg

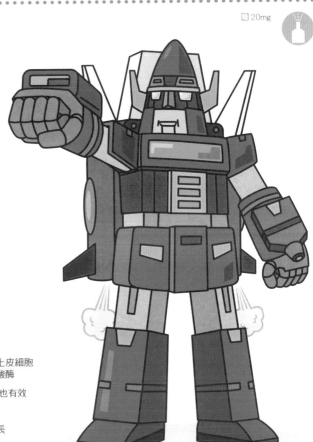

單次投藥的吸入用抗流行性感冒藥，治療預防A型、B型流行性感冒

- 直接分布於呼吸道黏膜的上皮細胞表面，阻礙病毒的神經胺酸酶
- 對Oseltamivir抗藥性病毒也有效
- 不需藥劑填充
- 作為前驅藥，消失半衰期長
- 健保僅給付治療用途

阻礙神經胺酸酶合成
作用機制

－
PK／PD

小
蛋白結合率

大
分布容積

腎
代謝／排泄

長
消失半減期

小
分子量

同系藥劑 Oseltamivir（TAMIFLU）、Zanamivir（RELENZA）

主要適應症 流行性感冒 ⮕ p.186

適應菌

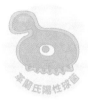
革蘭氏陽性球菌

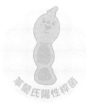
革蘭氏陽性桿菌

革蘭氏陰性球菌

革蘭氏陰性桿菌

厭氣菌

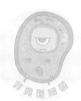
非典型細菌

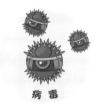
病 毒
A型、B型流感病毒

一般投藥方式

[成人]
1次
治療：**40mg（2容器），單次**
預防：**40mg（2容器），單次
　　　或者20mg（1容器），
　　　1天1次，投藥2天**
吸入

[幼兒]
1次
治療：**10歲以上 與成人相同，未滿10歲
　　　20mg（1容器），單次**
預防：**10歲以上 與成人相同，未滿10歲
　　　20mg（1容器），單次**
吸入

臟器障害患者 〇 〇　　妊娠授乳 △ 〇　　溶解液 –

禁忌症、禁忌藥
無符合

主要副作用
〔相對罕見但嚴重的症狀〕休克、急性過敏、支氣管痙攣、呼吸困難
〔相對常見的症狀〕腹瀉、噁心、ALT（GOT）與ALT（GPT）上升、頭痛、暈眩、蕁麻疹等

52 Peramivir 帕拉米韋

ベラミビル水和物／Peramivir Hydrate

RAPIACTA（點滴靜注液吊瓶、點滴靜注液吊袋）

SHIONOGI（2010年）

注 150mg，
300mg

注射用
抗流行性感冒藥，
治療A型、B型流行性感冒

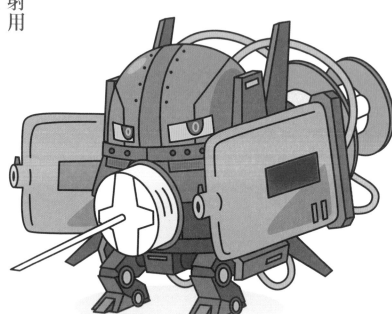

- 通常1天1次，以單次點滴靜注發揮療效
- 可投藥不方便口服、吸入的患者
- 長時間阻礙病毒的神經胺酸酶

作用機制
阻礙神經胺酸酶

PK／PD

小
蛋白結合率

小
分布容積

腎
代謝／排泄

長
消失半減期

小
分子量

同系藥劑 無符合

主要適應症 流行性感冒 ➡ p.186

適應菌

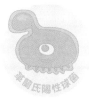
革蘭氏陽性球菌

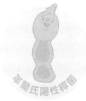
革蘭氏陽性桿菌

革蘭氏陰性球菌

革蘭氏陰性桿菌

厭氧菌

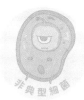
非典型細菌

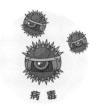
病　毒
A型、B型流感病毒

一般投藥方式

1次
[成人]
300mg（最多600mg），
單次（視症狀連日投藥）
點滴靜注（滴注15分鐘以上）

1次
[幼兒]
10mg/kg（最多600mg），
單次（視症狀連日投藥）
點滴靜注（滴注15分鐘以上）

臟器障害患者 △ ○　　妊娠授乳 △ △

 溶解液　點滴靜注 生理食鹽液、5％葡萄糖液等

禁忌症、禁忌藥
無符合

主要副作用
〔相對罕見但嚴重的症狀〕休克、急性過敏、白血球減少、嗜中性球減少、肝功能損傷、黃疸、急性腎衰竭
〔相對常見的症狀〕腹瀉、噁心、嘔吐、嗜中性球減少、淋巴球增加、AST（GOT）與ALT（GPT）上升、蛋白尿等

○「適應症」、「適應菌種」與「標示外使用」

　　日本厚生勞動省在核准醫藥品的製造、販售後，會標示該醫藥品可使用的疾病（症狀）範圍，這些標示內的疾病就稱為「適應症」。抗菌藥除了疾病之外，也會標示可用於哪種細菌，這些細菌即為「適應菌種」。在抗菌藥的藥品仿單中，「效能或者效果」項目記載了已確認有效性的疾病與菌種。然而，在實際的醫療現場，有時會對未記載於該項目中的疾病、菌種，投與該抗菌藥進行治療。或者，尚未從患者身上檢測出菌種，但為了救急該名患者的生命，先行投與對推測病因菌具有效果的抗菌藥。這類情況下的用藥，就稱為「標示外使用（Off-Label Use）」。若具有在國內外用於多數患者且證實其有效性、安全性的治療資料（例證），或者刊載於用藥準則上的話，主治醫師有時會根據自主判斷（裁量）進行標示外使用。

○ 抗菌藥的投藥期間

　　抗菌藥需要投藥多久的時間才好？不同的感染症、病因菌種類、感染部位各有其大致的標準，比如膀胱炎一般投藥3天；腎盂腎炎投藥14天；菌血症投藥10～14天；心內膜炎則視病因菌投藥14～42天。然而，這些僅只針對具有免疫力的患者，投藥期間還會因嚴重程度、免疫狀態、使用抗菌藥的PK／PD等而不同。胡亂長期投與抗菌藥會衍生出抗藥性菌，沒有根據地短期投藥會導致感染症復發。在初次投藥前，需要充分考慮患者的狀態、病因菌等因素，才可決定抗菌藥的投藥期間。

第3章

各感染症的
抗菌藥用法

本章從各科領域選出20種疾病，以
漫畫角色表示常用藥劑、併用藥等，
讓大家能夠一目了然。詳細閱讀方式
請翻閱本書的使用方法（p.014）。

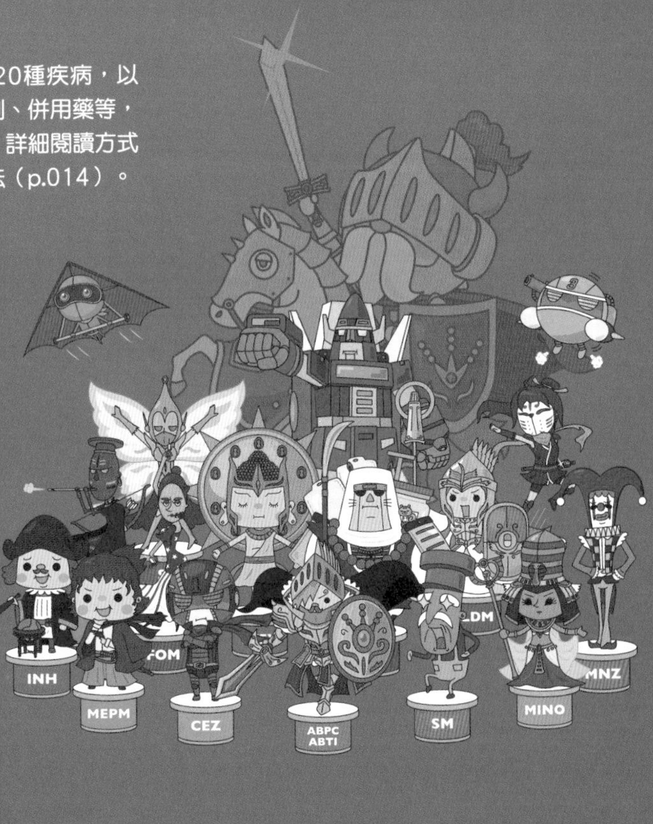

INH

MEPM

CEZ

ABPC
ABTI

SM

MINO

MNZ

敗血症

病因、症狀

　　敗血症是無法控制感染的生體反應，造成危及生命的器官損傷，非常嚴重的狀態，不進行治療可能會因休克、瀰漫性血管內凝固症候群（DIC）、多重器官衰竭等死亡，與細菌從傷口等入侵發病的菌血症不同。另外，此症狀與全身性發炎反應症候群（SIRS）相似，但SIRS包括了非感染引起的全身性發炎，屬於不同類型的病症。

　　症狀有惡寒、發燒、倦怠感、鈍痛、意識低落，出現器官損傷、器官灌注異常、血壓低下、意識障礙。若併發DIC會出現血栓，使多數器官受到損傷（多重器官衰竭），消耗血小板引起出血傾向。

常用藥物

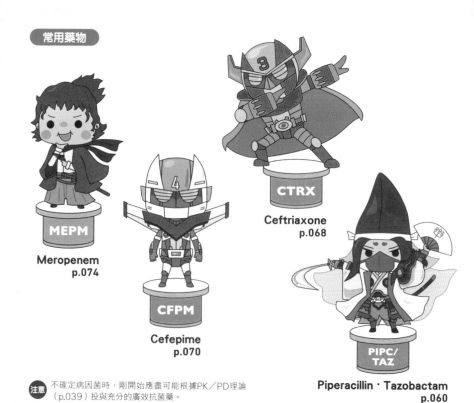

MEPM

Meropenem
p.074

CFPM

Cefepime
p.070

CTRX

Ceftriaxone
p.068

PIPC/
TAZ

Piperacillin・Tazobactam
p.060

注意　不確定病因菌時，剛開始應盡可能根據PK／PD理論
（p.039）投與充分的廣效抗菌藥。

病因菌 金黃色葡萄球菌（MRSA、MSSA）、大腸桿菌、肺炎桿菌、綠膿桿菌、腸桿菌屬、真菌等

革蘭氏陽性球菌　革蘭氏陽性桿菌　革蘭氏陰性球菌　革蘭氏陰性桿菌　厭氧菌

非典型細菌　　　其他　　　　病毒　　　　真菌　　　※因起始感染症
　　　　　　　　　　　　　　　　　　　　　　　　　　　而不同。

其他藥物

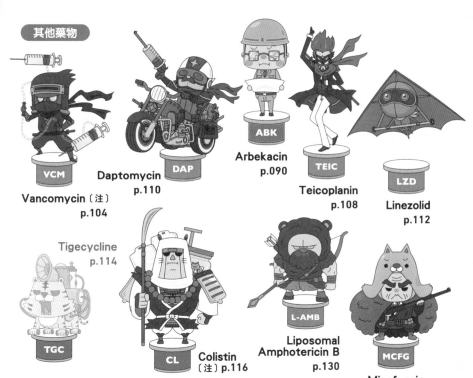

VCM
Vancomycin〔注〕
p.104

DAP
Daptomycin
p.110

ABK
Arbekacin
p.090

TEIC
Teicoplanin
p.108

LZD
Linezolid
p.112

Tigecycline
p.114

TGC

CL Colistin
〔注〕p.116

L-AMB
Liposomal
Amphotericin B
p.130

MCFG
Micafungin
p.136

注意 若病因菌疑似為抗藥性菌、真菌等其他菌種，則考慮併用藥物。

感染性心內膜炎

病因、症狀

感染性內膜炎是心臟內側遭到細菌感染，因心臟瓣膜穿孔等引起發炎性破壞與菌血症的疾病。特徵症狀除了發燒、倦怠感、食慾不振、體重減少等非特定性症狀之外，亦有心臟衰竭、感染性栓塞、腰椎膿瘍等特定性症狀。

此疾病需要血液培養確定病因菌，反覆再檢查直到血液培養為陰性結果，判斷藥物的治療效果。若遇到未能確認陰性結果、疣腫大小超過10毫米等，僅用抗菌藥難以治療的情況，則需考慮進行手術。

常用藥物

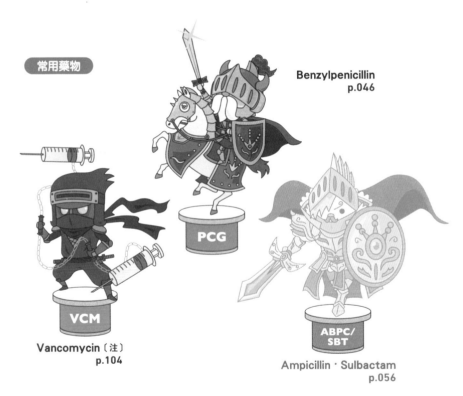

Benzylpenicillin
p.046

PCG

Vancomycin〔注〕
p.104

VCM

Ampicillin · Sulbactam
p.056

ABPC/
SBT

注意 若病因菌為MSSA，則用Vancomycin加上Cefazolin；若是具有Penicillin敏感性的viridans streptococci，則用Benzylpenicillin；若是腸球菌的話，則用Ampicillin等，根據病因菌選擇推薦的抗菌藥，投與推薦的用藥期間。

病因菌　viridans streptococci、金黃色葡萄球菌、腸球菌等

 革蘭氏陽性球菌　 革蘭氏陽性桿菌　 革蘭氏陰性球菌　 革蘭氏陰性桿菌　 厭氧菌

 非典型細菌　 其他　 病毒　 真菌　※因患者背景而不同。

併用藥物　　　**其他藥物**

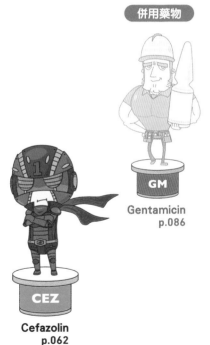

CEZ

Cefazolin
p.062

GM

Gentamicin
p.086

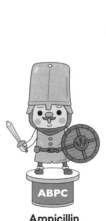

ABPC

Ampicillin
p.048

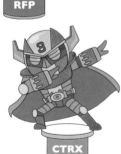

CTRX

Ceftriaxone
p.068

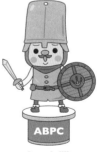 Rifampicin
p.124

RFP

注意　有時會依心臟瓣膜是天生的還是人工的追加
併用藥物，但需要注意副作用。

細菌性腦膜炎

病因、症狀

　　細菌性腦膜炎，是細菌感染引起的中樞神經系統感染症，又稱為化膿性腦膜炎。此疾病致死率高，救治後也恐留下嚴重的後遺症，尤其對幼兒來說是不可輕忽的感染症。腦膜炎是蜘蛛膜、軟膜以及兩者之間的蜘蛛膜下腔的發炎症狀，主要特徵有發燒、頸部僵硬、意識障礙，亦會引起嘔吐、嗜睡、錯亂等。病因菌與年齡、併發症有關，治癒的關鍵在於盡早確定病因微生物，使用涵蓋病因微生物的藥物進行初期的經驗性治療。

常用藥物

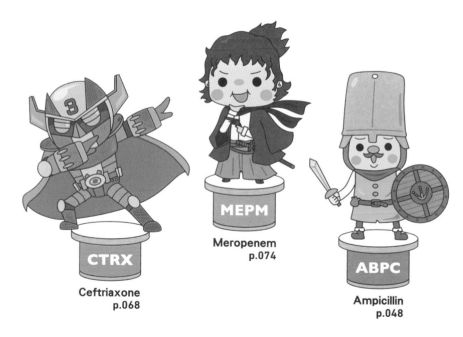

MEPM
Meropenem
p.074

CTRX
Ceftriaxone
p.068

ABPC
Ampicillin
p.048

 上述抗菌藥可能會併用類固醇，此時需要先投與類固醇。

病因菌 流行性感冒桿菌、腦膜炎菌、肺炎鏈球菌

革蘭氏陽性球菌　革蘭氏陽性桿菌　革蘭氏陰性球菌　革蘭氏陰性桿菌　厭氧菌

非典型細菌　　　其他　　　　病毒　　　　真菌　　　※因年齡、基礎疾病
　　　　　　　　　　　　　　　　　　　　　　　　　　　　而不同。

其他藥物、併用藥物

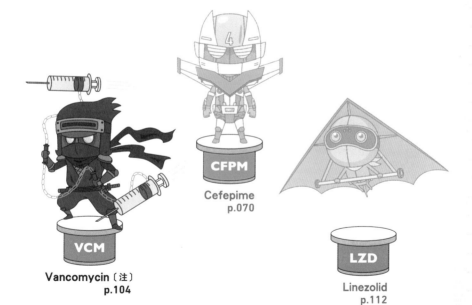

VCM

Vancomycin〔注〕
p.104

CFPM

Cefepime
p.070

LZD

Linezolid
p.112

急性呼吸道感染症

病因、症狀

急性呼吸道感染症，包括急性上呼吸道感染症與急性下呼吸道感染症，一般稱為「風寒」、「感冒症候群」、「感冒」等。急性呼吸道感染症大多是由鼻病毒（rhinovirus）、冠狀病毒（coronavirus）等所引起，因此不需用抗菌藥治療。然而，A群 β 溶血性鏈球菌（GAS）引起的急性咽喉炎、黴漿菌或者嗜衣體（披衣菌）引起的急性支氣管炎，則適用抗菌藥治療。

隨意亂用抗菌藥會衍生抗藥性菌，必須從GAS的鏈球菌快速檢測、細菌培養檢查，排除症狀與病徵等病毒性。

常用藥物　　A群 β 溶血性鏈球菌的場合

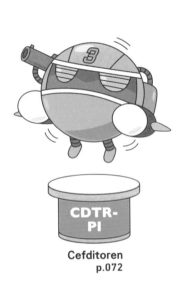

CDTR-PI

Cefditoren
p.072

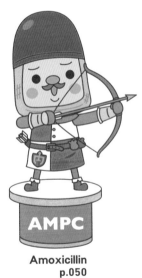

AMPC

Amoxicillin
p.050

注意　若病因為病毒則不需要抗菌藥，建議以適當用藥的觀點診斷投與抗菌藥。

病因菌 鼻病毒、冠狀病毒、A群 β 溶血性鏈球菌

革蘭氏陽性球菌　革蘭氏陽性桿菌　革蘭氏陰性球菌　革蘭氏陰性桿菌　厭氧菌

非典型細菌　　　其他　　　　病毒　　　　真菌　　　※抗菌藥對病毒無效。

其他藥物

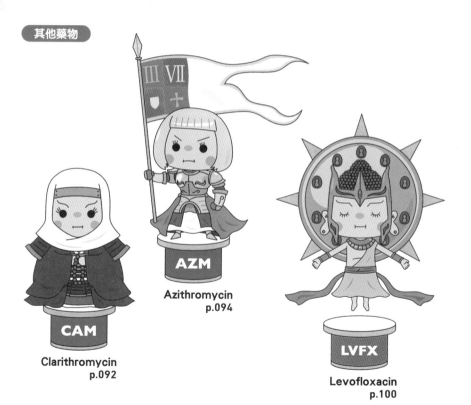

CAM
Clarithromycin
p.092

AZM
Azithromycin
p.094

LVFX
Levofloxacin
p.100

肺炎（社區型肺炎、醫療照護相關肺炎、院內型肺炎）

病因、症狀

肺炎，主要是細菌、病毒感染肺部引起發炎的疾病，會出現發燒、咳嗽、吐痰、胸痛、呼吸困難、全身倦怠感等，高齡者的症狀可能不顯著。根據引起的背景、因素分下面3種類型，各類型的病因也不同。

· **社區型肺炎：** 在從事一般社會生活的健康常人身上發生的肺炎。需與黴漿菌等引起的非典型肺炎區別。

· **醫療照護相關肺炎：** 進入長期療養型病床群、照護設施的高齡者等，接受透析、化學療法等高度醫療後感染的肺炎。

· **院內型肺炎：** 入院後超過48小時另外發病的肺炎。患者本身帶有基礎疾病，使得免疫能力、全身狀態低落，造成疾病的預後情況不佳，而且也有可能是抗藥性菌所引起。

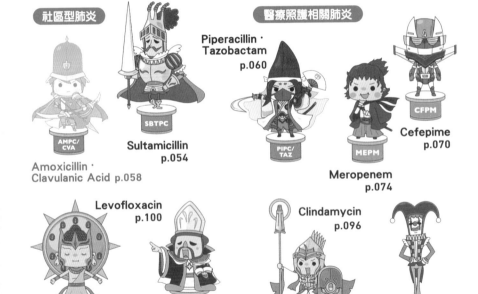

社區型肺炎

AMPC/CVA
Amoxicillin · Clavulanic Acid p.058

SBTPC
Sultamicillin p.054

醫療照護相關肺炎

Piperacillin · Tazobactam p.060
PIPC/TAZ

MEPM
Meropenem p.074

CFPM
Cefepime p.070

LVFX
Levofloxacin p.100

GRNX
Garenoxacin p.102

CLDM
Clindamycin p.096

MNZ
Metronidazole p.120

注意 一般會使用對病因菌具有敏感性的抗菌藥，但經驗性治療會根據患者背景，選擇涵蓋設想病因菌的抗菌藥。若疑似為抗藥性菌，可能也會使用抗MRSA藥等。

160

病因菌 肺炎鏈球菌、流行性感冒桿菌、卡他莫拉菌、黴漿菌、流行性感冒病毒

革蘭氏陽性球菌

革蘭氏陽性桿菌

革蘭氏陰性球菌

革蘭氏陰性桿菌

厭氧菌

非典型細菌

其他

病毒

真菌

※各類型的病因菌不同。

院內型肺炎

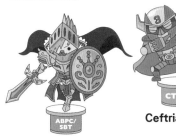

ABPC/SBT

Ampicillin・Sulbactam
p.056

CTRX

Ceftriaxone
p.068

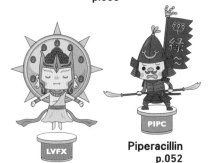

LVFX

Levofloxacin
p.100

PIPC

Piperacillin
p.052

疑似非典型肺炎

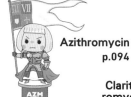

AZM

Azithromycin
p.094

CAM

Clarith-romycin
p.092

MINO

Minocycline
p.098

New Quinolone類藥物

肺囊蟲肺炎（卡氏肺炎）

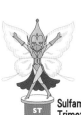

ST

Sulfamethoxazole・Trimethoprim p.118

PM

Pentamidine
p.138

腸道感染症

病因、症狀

　　由細菌、病毒、寄生蟲、真菌等引起腹瀉、脫水的疾病。雖然對症治療可減輕大多數症狀，但偶爾會引起血壓低下、惡寒、顫抖，另外也有疑似菌血症的可能性，所以掌握嚴重程度非常重要。能夠確定病因菌的場合，投與抗菌藥進行治療。

　　在入院投與抗菌藥期間或者投藥後，可能感染需要治療的Clostridium difficile腸炎。疑似感染的場合，得進行Clostridium difficile毒素檢查，預防院內傳播。

常用藥物

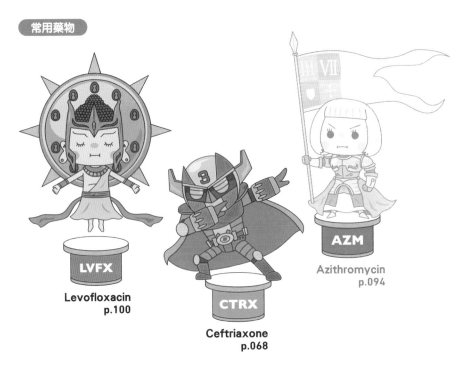

LVFX
Levofloxacin
p.100

CTRX
Ceftriaxone
p.068

AZM
Azithromycin
p.094

注意　雖然日本國內少有原蟲引起的感染症，但仍需確認出國履歷，
視情況懷疑原蟲引起的可能性。

病因菌 沙門桿菌、彎曲桿菌屬、弧菌科、梭菌屬

革蘭氏陽性球菌　　革蘭氏陽性桿菌　　革蘭氏陰性球菌　　革蘭氏陰性桿菌　　厭氧菌

非典型細菌　　　其他　　　　病毒　　　　真菌

Clostridium difficile

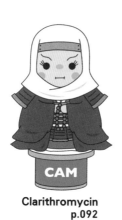

CAM

Clarithromycin
p.092

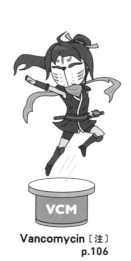

VCM

Vancomycin〔注〕
p.106

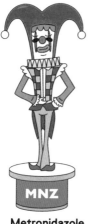

MNZ

Metronidazole
p.120

腹腔內感染症（腹膜炎、肝膽道系統感染症）

病因、症狀

腹腔內感染症是，橫隔膜下方腹部內腔引起的感染症（主要為腹膜炎、肝膽道系統感染症），出現腹部痛、發燒、嘔吐等症狀，視情況進行外科處置。

· **腹膜炎**：分成單數菌突發引起的一次性；消化道、生殖器中的細菌造成消化道穿孔、穿通，滲漏至腹腔內發病的二次性；以及二次性腹膜炎治療後發病的三次性等三類。二次性可能比一次性、三次性可能比二次性更為嚴重，更與抗藥性菌有關，需要使用更為廣效的抗菌藥。

· **肝膽道系統感染症**：有膽囊炎、膽管炎、膽膿瘍，可能與腹膜炎同時發生。膽膿瘍尚需考慮赤痢變形蟲的可能性。

常用藥物　輕症～中症

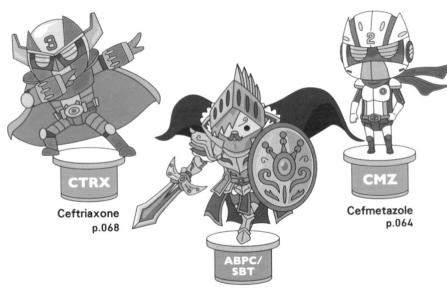

CTRX
Ceftriaxone
p.068

ABPC/ SBT
Ampicillin · Sulbactam
p.056

CMZ
Cefmetazole
p.064

 注意 對乙內醯胺類藥物過敏的話，可用New Quinolone類藥物。

病因菌 大腸桿菌、腸球菌、鏈球菌屬、厭氧菌

革蘭氏陽性球菌　革蘭氏陽性桿菌　革蘭氏陰性球菌　革蘭氏陰性桿菌　厭氧菌

非典型細菌　　　其他　　　　病毒　　　真菌

其他藥物 重症

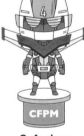

CFPM

Cefepime
p.070

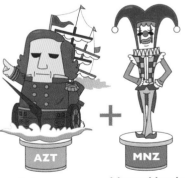

AZT **＋** **MNZ**

Aztreonam
p.078

Metronidazole
p.120

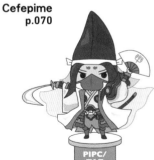

PIPC/TAZ

Piperacillin・Tazobactam
p.060

MEPM

Meropenem
p.074

注意 選用具有抗綠膿桿菌效果的藥劑，若為變形蟲性肝潰瘍，則選用Metronidazole。

尿道感染症（急性單純性膀胱炎・腎盂腎炎、複雜性膀胱炎・腎盂腎炎）

病因、症狀

尿道感染症是，病原體在腎臟、輸尿管、膀胱到尿道口的「尿道」滋生所引起的感染症。根據發病部位是在膀胱上方（腎盂腎炎）還是下方（膀胱炎、尿道炎等）區分。腎盂腎炎的主要症狀有發燒、腰背部痛；膀胱炎、尿道炎則是頻尿、排尿痛。

基本上投與適應病因菌的抗菌藥，一般下尿道感染症可用口服藥治療，上尿道感染症嚴重時適用注射藥治療。

常用藥物　輕症～中症

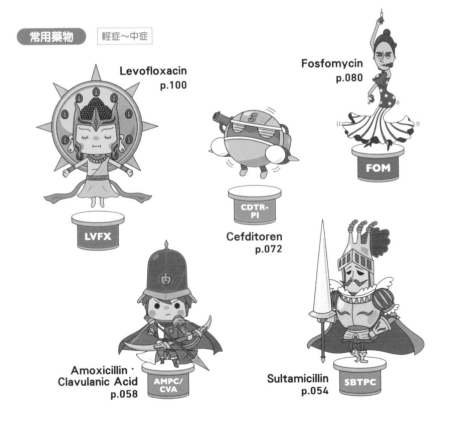

Levofloxacin
p.100
LVFX

Fosfomycin
p.080
FOM

CDTR-PI

Cefditoren
p.072

Amoxicillin・
Clavulanic Acid
p.058
AMPC/CVA

Sultamicillin
p.054
SBTPC

166

病因菌 大腸桿菌、綠膿桿菌、ESBL產生菌

革蘭氏陽性球菌　革蘭氏陽性桿菌　革蘭氏陰性球菌　**革蘭氏陰性桿菌**　厭氧菌

非典型細菌　　其他　　　病毒　　　真菌

※根據是沒有基礎疾病
　的單純性，還是伴隨
　基礎疾病、免疫不全
　的複雜性而不同。

重症

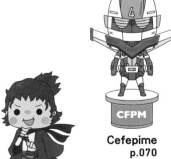

CFPM
Cefepime
p.070

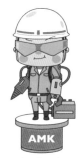

AMK
Amikacin
p.088

MEPM
Meropenem
p.074

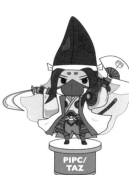

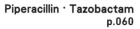

**PIPC/
TAZ**
Piperacillin・Tazobactam
p.060

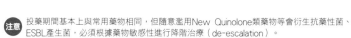

注意 投藥期間基本上與常用藥物相同，但隨意濫用New Quinolone類藥物等會衍生抗藥性菌、
ESBL產生菌，必須根據藥物敏感性進行降階治療（de-escalation）。

性感染症

病因、症狀

　　指廣義性行為所傳播的感染症，男性多為尿道炎；女性多為子宮頸炎。尿道炎會出現排尿疼痛、尿道分泌物；子宮頸炎會出現帶下量增多、不正常出血、下腹部痛等症狀。

　　疾病有急性副睪丸炎、骨盆腔發炎性疾病、咽喉感染症、結膜炎等，依病因微生物可分為淋菌性、披衣菌性、非披衣菌非淋菌性，其他還有梅毒、生殖器疱疹、尖銳濕疣、陰道滴蟲症等。

淋菌感染症　　生殖器披衣菌感染症

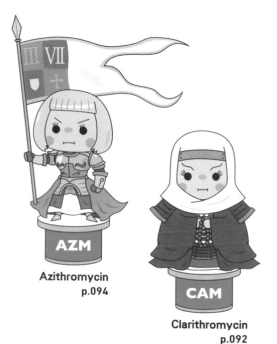

CTRX
Ceftriaxone
p.068

AZM
Azithromycin
p.094

CAM
Clarithromycin
p.092

注意　根據病因微生物使用不同的抗菌藥，但近年出現抗藥性菌的問題。

病因菌 淋菌、披衣菌、梅毒密螺旋體、疱疹病毒、人類乳突病毒、滴蟲原蟲

革蘭氏陽性球菌　　革蘭氏陽性桿菌　　革蘭氏陰性球菌　　革蘭氏陰性桿菌　　厭氧菌

非典型細菌　　其他　　病毒　　真菌

其他性感染症

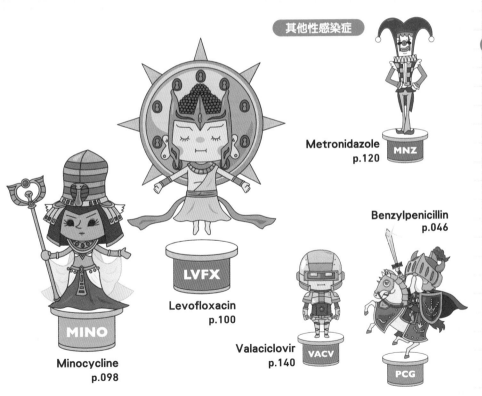

Metronidazole
p.120
MNZ

Benzylpenicillin
p.046

LVFX

Levofloxacin
p.100

Valaciclovir
p.140
VACV

PCG

MINO

Minocycline
p.098

婦科感染症

病因、症狀

　　婦科感染症的發病部位有子宮（子宮頸部、子宮體部）、附屬器官（輸卵管、卵巢）、骨盆腔，可能因性行為、子宮內避孕裝置、術後感染等引起病症。治療方式有針對病因微生物投藥與手術引流等。

病因菌　　滴蟲原蟲、念珠菌、疱疹病毒、淋菌、披衣菌

革蘭氏陽性球菌

革蘭氏陽性桿菌

革蘭氏陰性球菌

革蘭氏陰性桿菌

厭氧菌

非典型細菌

其他

病毒

真菌

常用藥物

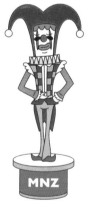

MNZ

Metronidazole
p.120

注意　病因微生物會影響帶下正不正常、有無搔癢感、有無臭味等。

其他藥物

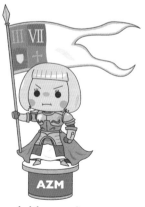

AZM

Azithromycin
p.094

耳鼻喉科感染症（中耳炎、副鼻腔炎）

病因、症狀

中耳炎是中耳發炎、副鼻腔炎是副鼻腔發炎的感染症，中耳炎伴隨耳痛、發燒、耳漏；副鼻腔炎會出現鼻塞、鼻漏、咳嗽等呼吸器官症狀，以及頭痛、臉頰痛。容易在上呼吸道炎等病毒感染時跟著發生。

病因菌　肺炎鏈球菌、流行性感冒桿菌、卡他莫拉菌

革蘭氏陽性球菌

革蘭氏陽性桿菌

革蘭氏陰性球菌

革蘭氏陰性桿菌

厭氧菌

非典型細菌

其他

病毒

真菌

常用藥物

中症　　重症

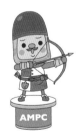

Amoxicillin
p.050
AMPC

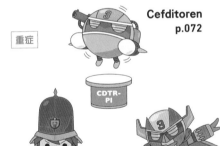

Cefditoren
p.072
CDTR-PI

Amoxicillin・Clavulanic Acid p.058
AMPC/CVA

Ceftriaxone
p.068
CTRX

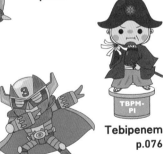

Tebipenem
p.076
TBPM-PI

注意　重症除了投與抗菌藥之外，還需要手術切開鼓膜；輕症則不投與抗菌藥觀察情況。

眼科感染

病因、症狀

眼科感染是以發生部位區分，眼瞼會發生麥粒腫（別名：針眼）、眼窩蜂窩組織炎，主要出現腫脹、眼痛。淚管感染症有淚囊炎、淚小管炎，併發鼻淚管阻塞，伴隨流淚、眼脂、難治性結膜炎、疼痛。

另外，根據各種微生物、病毒引起的發炎部位，又有結膜感染症、角膜感染症、眼內感染症。咽喉結膜炎、流行性角結膜炎等，當中還有列入感染症法、學校保健安全法的疾病，需要審慎注意。

病因菌　　革蘭氏陽性球菌

革蘭氏陽性球菌　革蘭氏陽性桿菌　革蘭氏陰性球菌　革蘭氏陰性桿菌　厭氧菌

非典型細菌　　　其他　　　　病毒　　　　真菌

※病因也有可能是病毒、真菌，亦需要考慮細菌以外的可能性。

常用藥物

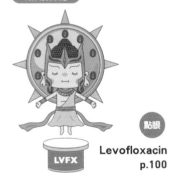

點眼

Levofloxacin
p.100

LVFX

其他藥物

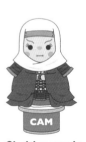

CAM

Clarithromycin
p.092

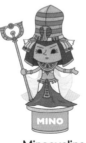

MINO

Minocycline
p.098

 注意　需要注意衍生抗藥性。

齒源性感染症

病因、症狀

　　齒源性感染症分為牙周組織炎、牙冠周圍炎、顎炎、顎骨周圍蜂窩組織炎。因為抗菌藥難以移轉至口腔組織，需要施予感染根管治療、膿瘍切開等局部處置。

病因菌　　口腔鏈球菌、厭氧菌

| 革蘭氏陽性球菌 | 革蘭氏陽性桿菌 | 革蘭氏陰性球菌 | 革蘭氏陰性桿菌 | 厭氧菌 |

| 非典型細菌 | 其他 | 病毒 | 真菌 |

常用藥物

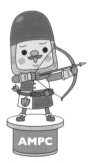

AMPC

Amoxicillin
p.050

其他藥物

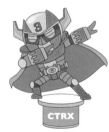

CTRX

Ceftriaxone
p.068

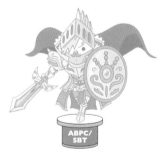

ABPC/SBT

Ampicillin・Sulbactam
p.056

 注意　顎炎、蜂窩組織炎適用注射藥治療。若為重症的話，也可考慮Carbapenem類藥物。

手術部位感染症

病因、症狀

　與外科手術相關，在手術後發生的感染症。感染部位分為表層切開部位、深層切開部位、臟器體腔。

　設想的病因菌會因手術部位、手術種類、手術創傷的污染度而不同。因此，為了預防在手術期間發病，會根據目的短期間（2天以內）投與以下抗菌藥。另外，在手術開始之前，必須充分提高切開部位的藥劑濃度，所以需要在適當的時機來投藥。

常用藥物 　僅以皮膚症正常菌叢為標的

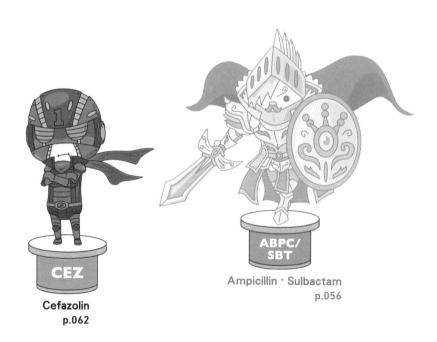

CEZ

Cefazolin
p.062

ABPC/
SBT

Ampicillin・Sulbactam
p.056

| 病因菌 | 革蘭氏陽性球菌（金黃色葡萄球菌、凝固酶陰性葡萄球菌、腸球菌等）、革蘭氏陰性桿菌※ |

革蘭氏陽性球菌　　革蘭氏陽性桿菌　　革蘭氏陰性球菌　　革蘭氏陰性桿菌　　厭氧菌

非典型細菌　　　　其他　　　　　　病毒　　　　　　真菌

※清潔度低落的話，
　革蘭氏陰性桿菌也
　可能為病因菌。

| 其他藥物 | 考慮其他正常菌叢的場合 |

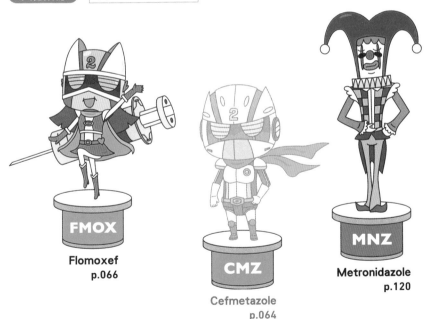

FMOX
Flomoxef
p.066

CMZ
Cefmetazole
p.064

MNZ
Metronidazole
p.120

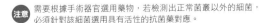

注意 需要根據手術器官選用藥物，若檢測出正常菌叢以外的細菌，
必須針對該細菌選用具有活性的抗菌藥對應。

骨髓炎與關節炎

● ●

病因、症狀

　　骨髓、關節組織遭受細菌等微生物感染化膿的狀態。發炎部位會伴隨疼痛，但發燒並非特定性症狀，需要審慎注意。

　　化膿性脊椎炎（化膿性椎體炎）會併發感染性心內膜炎，需要血液培養、檢查其他栓塞症狀。化膿性關節炎是，滑膜炎發病後關節腔內積存滲出液，導致軟骨、骨頭遭到破壞的症狀，好發於股關節、膝關節。

　　在治療過程中，除了伴隨菌血症的急性症狀，也要預防再復發、膿瘍、移轉性病變。

常用藥物　　以革蘭氏陽性菌爲標的

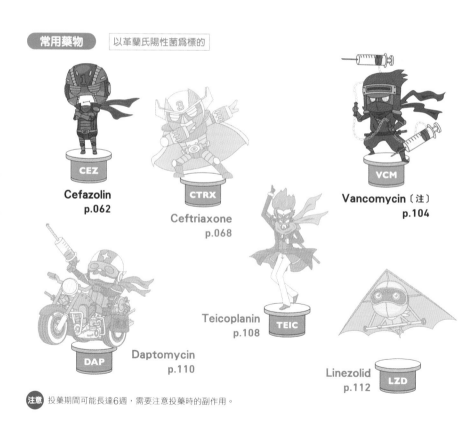

CEZ
Cefazolin
p.062

CTRX
Ceftriaxone
p.068

VCM
Vancomycin〔注〕
p.104

DAP
Daptomycin
p.110

TEIC
Teicoplanin
p.108

LZD
Linezolid
p.112

注意　投藥期間可能長達6週，需要注意投藥時的副作用。

病因菌 金黃色葡萄球菌（五成）、鏈球菌屬、腸球菌屬、革蘭氏陰性桿菌（綠膿桿菌等）、結核菌

革蘭氏陽性球菌

革蘭氏陽性桿菌

革蘭氏陰性球菌

革蘭氏陰性桿菌

厭氧菌

非典型細菌

其他

病毒

真菌

以綠膿桿菌為標的

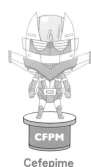
CFPM
Cefepime
p.070

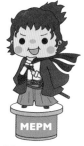
MEPM
Meropenem
p.074

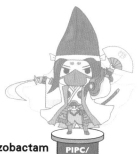
Piperacillin · Tazobactam
p.060
**PIPC/
TAZ**

其他藥物

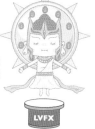
Levofloxacin
p.100
LVFX

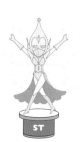
Sulfamethoxazole ·
Trimethoprim p.118
ST

抗結核藥

注意 Isoniazid、Rifampicin、Esanbutol、Pyrazinamide投藥2個月以後，Isoniazid、Rifampicin投藥7個月。使用Isoniazid時，必須投與維生素B$_6$。需要注意肝損傷。

皮膚軟組織感染症

病因、症狀

　　從「膿疱」、「癤」等僅限皮膚表面的輕度感染症，到皮下組織及筋膜的蜂窩組織炎、壞死性筋膜炎等與疾病預後相關的重症感染症，皮膚軟組織感染症涵蓋了各種疾病。就表皮→真皮→皮下組織→肌肉的皮膚構造來看，愈深層的病症愈為嚴重。

　　治療時，需由外觀上的發炎反應（發紅、腫脹、疼痛）、擴散程度設想病因菌。若為重症病例，則需考慮菌血症的可能性。

常用藥物　　輕症

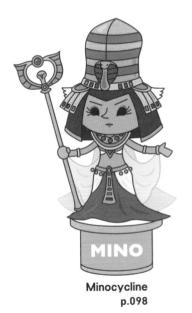

MINO
Minocycline
p.098

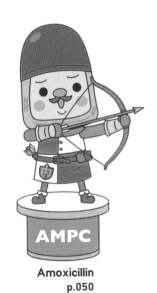

AMPC
Amoxicillin
p.050

病因菌 金黃色葡萄球菌、化膿鏈球菌

革蘭氏陽性球菌　革蘭氏陽性桿菌　革蘭氏陰性球菌　革蘭氏陰性桿菌　　厭氧菌

非典型細菌　　　　其他　　　　　病毒　　　　　真菌

※大部分是由金黃色葡萄球菌所引起，若乙內醯胺酶類藥物無效的話，則需考慮病因可能是MRSA或者綠膿桿菌。

其他藥物 中症～重症

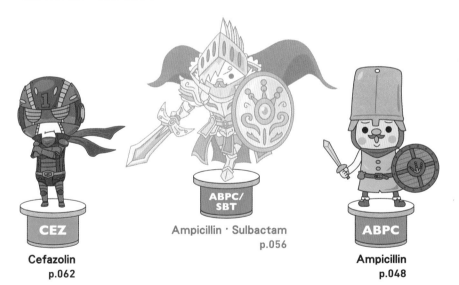

ABPC/
SBT

CEZ

Ampicillin · Sulbactam
p.056

ABPC

Cefazolin
p.062

Ampicillin
p.048

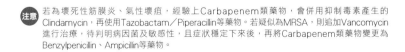

注意 若為壞死性筋膜炎、氣性壞疽，經驗上Carbapenem類藥物，會併用抑制毒素產生的Clindamycin，再使用Tazobactam／Piperacillin等藥物。若疑似為MRSA，則追加Vancomycin進行治療，待判明病因菌及敏感性，且症狀穩定下來後，再將Carbapenem類藥物變更為Benzylpenicillin、Ampicillin等藥物。

發熱性嗜中性球減少症

病因、症狀

　　發熱性嗜中性球減少症是指，在癌症化療等減少嗜中性球的治療過程中，嗜中性球減少、發燒的狀態。消化道、因抗癌劑受損的黏膜、呼吸道、血管內導管等刺入部位，遭受綠膿桿菌等革蘭氏陰性桿菌、MRSA等革蘭氏陽性球菌、真菌等入侵而發病。此疾病的定義為：末梢血中的嗜中性球低於500/μL，或者48小時內將降至低於500/μL，且腋窩體溫高於37.5℃。重症病例、高齡患者的風險較高，需選用廣效抗菌藥，每隔3～5天反覆評估給予投藥。

常用藥物

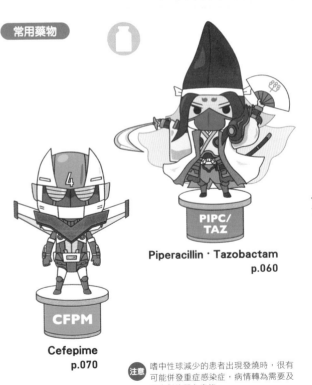

PIPC/TAZ

Piperacillin · Tazobactam
p.060

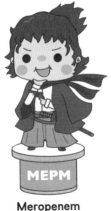

MEPM

Meropenem
p.074

CFPM

Cefepime
p.070

注意　嗜中性球減少的患者出現發燒時，很有可能併發重症感染症，病情轉為需要及早應對的緊急事態。

病因菌 革蘭氏陰性桿菌（綠膿桿菌等）、革蘭氏陽性球菌（MRSA、凝固酶陰性球菌等）、真菌（念珠菌屬等）

革蘭氏陽性球菌　　革蘭氏陽性桿菌　　革蘭氏陰性球菌　　革蘭氏陰性桿菌　　厭氧菌

非典型細菌　　　其他　　　　病毒　　　　真菌

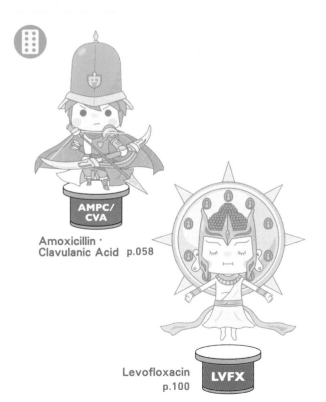

AMPC/CVA

Amoxicillin ·
Clavulanic Acid　p.058

Levofloxacin
p.100　　**LVFX**

併用藥物

抗MRSA藥物

Aminoglycoside類藥物

New Quinolone類藥物

抗真菌藥物

結核

病因、症狀

　　因結核菌（Mycobacterium tuberculosis）引起的感染症，好發於肺部，但也會感染全身臟器、器官。非特定性症狀有全身倦怠感、食慾不振、體重減少、長期間持續37℃左右的微燒等，疾病惡化後會出現咳嗽症狀。

　　Isoniazid＋Rifampicin＋Pyrazinamide三劑加上Ethambutol或者Streptomycin四劑投藥2個月後，再用Isoniazid＋Rifampicin兩劑投藥4個月。無法使用Pyrazinamide的場合，則去掉上述中的Pyrazinamide投藥三劑2個月，再使用Isoniazid＋Rifampicin兩劑投藥7個月。

常用藥物　一線抗結核藥

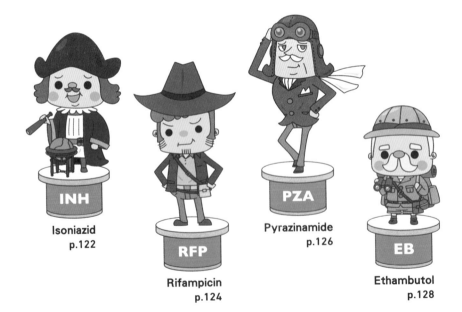

INH
Isoniazid
p.122

RFP
Rifampicin
p.124

PZA
Pyrazinamide
p.126

EB
Ethambutol
p.128

注意　近年，出現多重抗藥性結核菌的問題。抗藥性的形成源於不正確的服藥方式，請務必嚴守規定的用量與服藥方式。

病因菌 結核菌

 革蘭氏陽性球菌 革蘭氏陽性桿菌 革蘭氏陰性球菌 革蘭氏陰性桿菌 厭氧菌

 非典型細菌 其他 病毒 真菌 結核菌

其他藥物

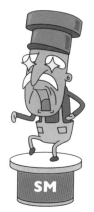

Streptomycin
p.082

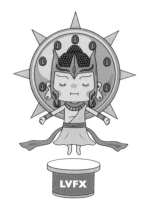

Levofloxacin
p.100

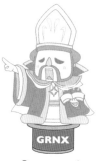

Garenoxacin
p.102

深層性黴菌症（念珠菌血症、肺黴菌症）

184

深層黴菌症是，患部擴及腦、肺、心臟等內部器官的的黴菌症（全身性黴菌症、內臟黴菌症），與皮膚黴菌症不同。雖然罹患率低，但致死率高。

- **念珠菌血症：** 因導管相關感染、細菌移轉等因素引起，主要病因真菌有C. albicans。近年，出現易感染患者增加、頻用Fluconazole衍生 Azole抗藥性菌株、non-albicans Candida等問題。

- **肺黴菌症：** 吸入真菌引起疾病，多為肺麴菌症。

常用藥物

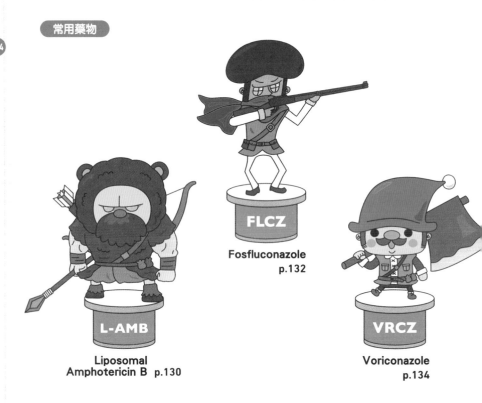

L-AMB

Liposomal
Amphotericin B p.130

FLCZ

Fosfluconazole
p.132

VRCZ

Voriconazole
p.134

病因菌　麴菌屬、念珠菌屬、隱球菌屬、接合菌（白黴菌）

革蘭氏陽性球菌　革蘭氏陽性桿菌　革蘭氏陰性球菌　革蘭氏陰性桿菌　厭氧菌

非典型細菌　　　其他　　　　病毒　　　　真菌

※根據真菌種類，推薦
藥物會不同。

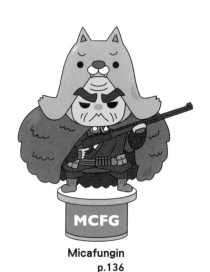

MCFG

Micafungin
p.136

注意　抗真菌藥注射藥的溶解方法、投藥方式複雜，許多藥劑投與後會出現副作用，
初次使用時務必確認藥品仿單中的使用方式、注意事項。

流行性感冒

病因、症狀

　　流行性感冒病毒引起的急性感染症，大多伴隨上呼吸道發炎症狀、呼吸器官疾病，稱為流行性感冒或者流感。與一般感冒不同，會更快出現高燒、頭痛、肌肉痛、倦怠感、惡寒，有時會併發肺炎、腦病，高齡患者或者帶基礎疾病患者的死亡風險提高。病毒入侵體內後，通常經過2～3天發病，但也有潛伏10天的病例。

常用藥物

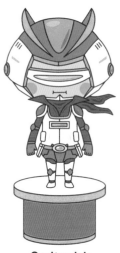

Oseltamivir
p.142

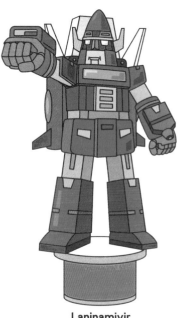

Laninamivir
p.146

病因菌 流行性感冒病毒

革蘭氏陽性球菌

革蘭氏陽性桿菌

革蘭氏陰性球菌

革蘭氏陰性桿菌

厭氧菌

非典型細菌

其他

病毒

真菌

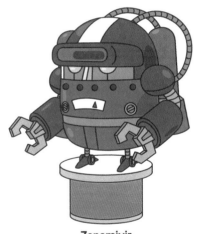

Zanamivir
p.144

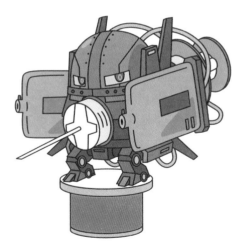

Peramivir
p.148

注意 對A型、B型有效，藥物效果不是抑制病毒本身增殖，
而是將已經增殖的病毒留於細胞內。

○ Column AMR對策行動計畫

抗菌藥無法發揮療效的製劑抗藥性（AMR：antimicrobial resistance），已被列為世界性公共衛生上的緊急事態。若不對AMR採取對策，預估2050年的死亡人數將超過癌症患者。AMR需要社會全體共同面對，世界衛生組織（WHO）於2015年對加盟國要求策劃規定國家行動計畫（National Action Plan）。日本接受這項要求後，於2016年4月策定①普及啟發與教育、②動向調查與監視、③感染預防與管理、④抗微生物製劑的適當使用、⑤研究開發與創藥、⑥國際協助等AMR對策行動計畫。AMR的形成原因除了人類之外，也與動物及其周遭環境的相互干涉有關。因此，日本建立「同一健康方法（One Health Approach）」的視野，取得相關各省廳、機關的協助，從多面向角度來推動AMR對策行動計畫。

○ 管理抗菌藥的適當使用（antimicrobial stewardship）

日本對抗菌藥的使用狀況，跟歐美國家相比，較常使用第3代Cephem類藥物、Macrolide類藥物、Quinolone類藥物。想將抗菌藥引起的感染症降到最低，進而減少各種負擔的話，除了住院治療以外，門診管理抗菌藥的適當使用（AS：antimicrobial stewardship）也極為重要。AS是減少不必要的處方，除了抑制抗藥性菌的產生之外，也有助於抑制醫療費。醫療機關需要及早整備AS的實踐團隊與方針。2017年8月，日本8所相關學會聯合發表AS的施行指導（管理抗菌藥適當使用企劃的實踐準則（http://www.chemotherapy.or.jp/guideline/kobiseibutuyaku_guidance.pdf）。今後，基於這項指導推廣AS的行動將受到舉世矚目。在AMR對策行動計畫方面，日本也致力於避免抗菌藥的不必要使用。

附錄

各藥品適應症 一覽表
各藥品適應菌種 一覽表

附錄將本書列舉的各藥品，其適應症與適應菌種列
為一覽表，適用者以「●」表示，其他補充記號的
意義如下：

　　注 … 僅適用注射藥
　　內 … 僅適用口服藥
　　成 … 僅適用成人
　　小 … 僅適用幼兒

※詳細內容請參閱各藥品仿單。

各藥品適應症 一覽表

適應症 \ 藥品名（一般名、略號）	敗血症（菌血症）	感染性心內膜炎	細菌性腦膜炎	咽頭喉頭炎 [a]	扁桃炎 [a]	急性支氣管炎 [a]	肺炎	肺膿瘍	膿胸	慢性呼吸器官病變的二次感染 [b]	感染性腸炎	腹膜炎	膽道感染症（膽囊炎、膽管炎）	肝膿瘍	腹腔內膿瘍	急性單純性膀胱炎（膀胱炎）[c]	腎盂腎炎 [c]	複雜性膀胱炎、腎盂腎炎 [c]	前列腺炎（急性症、慢性症）[d]	副睪丸炎（精巢上體炎）[d]	尿道炎	淋菌感染症	梅毒 [d]	骨盆腔發炎性疾病 [d]	子宮頸炎 [d]	前庭大腺炎 [e]
1 Benzylpenicillin*1 PCG	●	●	●	●	●	●	●		●	●	●											●	●			
2 Ampicillin*1 ABPC	●注	●注	●注	●	●	●	●		●	●	●	●		●		●						●	●內			
3 Amoxicillin*1 AMPC				●	●	●	●			●	●					●						●				
4 Piperacillin PIPC	●		●	●		●	●	●	●							●										●
5 Sultamicillin SBTPC				●	●	●	●			●	●					●										
6 Ampicillin·Sultamicillin (2:1) ABPC/SBT					●	●	●			●		●				●										
7 Amoxicillin·Clavulanic Acid (14:1) AMPC/CVA					●	●	●			●						●										
8 Piperacillin·Tazobactam (8:1) PIPC/TAZ	●						●					●	●	●	●	●										
9 Cefazolin CEZ	●	●		●	●		●			●						●										●
10 Cefmetazole CMZ	●						●					●	●		●	●										●
11 Flomoxef FMOX	●						●					●	●	●	●	●			●	●						●
12 Ceftriaxone CTRX	●		●	●	●	●	●			●	●										●	●		●	●	
13 Cefepime CFPM	●			● ●*3						●						●	●	●								
14 Cefditoren*1 CDTR-PI				● ●*4						●						●										
15 Meropenem MEPM	●		●	● *3						●		●	●	●	●	●	●	●						●	●	
16 Tebipenem TBPM-PI				●						●																
17 Aztreonam AZT	●		●				●			●		●	●	●	●	●	●	●	●							●
18 Fosfomycin FOM	●注			●注	●注	●注	●注		●內	●注						●	●									●注
19 Streptomycin*1 SM		●																								
20 Kanamycin〔內〕 KM											●															
21 Gentamicin GM	●					●				●		●				●	●									
22 Amikacin AMK	●					●				●		●														
23 Arbekacin ABK	●					●																				
24 Clarithromycin*1 CAM				●	●	●				●	●												●成		●成	
25 Azithromycin AZM				●內	●內 *4	●內	●	●	●內	●	●內											●內成		●成	●內成	
26 Clindamycin*1 CLDM	●注			●	●	●				●																

*1：省略部分適應症、 *2：幽門螺旋桿菌感染症、 *3：包括扁桃周圍膿瘍、 *4：包括扁桃周圍炎、扁桃周圍膿瘍、 *5：非結核性抗酸菌症、 *6：骨髓移植時的消化道內殺菌、 *7：Vancomycin抗藥性尿腸球菌（VRE）引起的各種感染症、 *8：僅膽囊炎、 *9：對乙內醯

適應症項目 a～h 為第3章列舉的感染症名。

a 急性呼吸道感染症、b 腸道感染症、c 尿道感染症、d 性感染症、e 婦科感染症、f 齒源性感染症、g 手術部位感染症、h 皮膚軟組織感染症

泌尿器、生殖、婦科領域				耳鼻喉科領域				眼科領域						牙科、口腔外科領域 f					外科領域		整形外科領域		皮膚科領域 h						其他					
子宮內感染	子宮附屬器炎	子宮旁結合組織炎	乳腺炎	外耳炎	中耳炎	副鼻腔炎	化膿性唾液腺炎	眼內炎（包括全眼球炎）	眼瞼膿瘍	淚囊炎	麥粒腫	瞼板腺炎	角膜炎（包括角膜膿瘍）	牙周組織炎、牙冠周圍炎	顎骨周圍蜂窩組織炎	顎炎	化膿性唾液腺炎	拆線創傷、口腔手術創傷等的二次感染	外傷、燙傷及手術創傷等的二次感染 g	肛門周圍膿瘍	骨髓炎	關節炎	表淺性皮膚感染症	深層性皮膚感染症	糜爛、潰瘍的二次感染	淋巴管、淋巴結炎	慢性膿皮症	痤瘡（包括化膿性發炎）	發熱性嗜中性球減少症	結核（肺結核、其他結核症）	深層性黴菌症	流行性感冒	其他	
e	e	e																	g															
			●		●	●																	●	●										1
●							●			●	● 內		●	●					●		●													2
●	●	●									●		●						●				●	●									●*2	3
●	●	●											●																					4
●											●		●										●	●										5
																																		6
					●	●																	●	●										7
																										●		●						8
●	●	●			●	●	●	●								●			●		●	●	●											9
●	●	●												●	●																			10
●	●	●												●	●																			11
															●																			12
																															●			13
								●	●	●			●						●															14
																			●	●	●	●	●					●						15
●	●	●																																16
●	●	●											●																					17
注	注	注			● 內	● 內					● 內	● 內	● 內																● 內					18
																														●			●*5	19
																																		20
					●														●															21
																			●															22
																																		23
														● 成		● 成			● 成				● 成		● 成								●*2,5	24
					● 內 小	● 第 內 成								● 內 成		● 內 成							● 內 成		● 內 成								●*5	25
				● 內	●						● 內	● 內											● 內	●				● 內						26

胺類、Fluoroquinolone類、Aminoglycoside類藥物，具有抗藥性的各種感染症、＊10：肺囊蟲肺炎（卡氏肺炎）、＊11：單純疱疹病毒感染症，水痘帶狀疱疹病毒感染症、＊12：僅治療

適應症 ／ 藥品名（一般名・略號）

內科領域（敗血症～腹腔內膿瘍）／ 泌尿器・生殖・婦科領域（急性單純性膀胱炎～前庭大腺炎）

藥品名（一般名・略號）	敗血症（菌血症）	感染性心內膜炎	細菌性腦膜炎	咽頭喉頭炎[a]	扁桃炎[a]	急性支氣管炎[a]	肺炎	肺膿瘍	膿胸	慢性呼吸器官病變的二次感染	感染性腸炎[b]	腹膜炎	膽道感染症（膽囊炎、膽管炎）	肝膿瘍	腹腔內膿瘍	急性單純性膀胱炎（膀胱炎）[c]	腎盂腎炎[c]	複雜性膀胱炎、腎盂腎炎[c]	前列腺炎（急性症、慢性症）[d]	副睪丸炎（精巢上體炎）[d]	尿道炎[d]	淋菌感染症	梅毒	骨盆腔發炎性疾病[d][e]	子宮頸炎[d]	前庭大腺炎[e]
27 Minocycline*1 MINO	●			●內	●內*3	●	●	●內			●內	●				●	●		●內	●內	●內	●內	●內			
28 Levofloxacin*1 LVFX				●內	●內*4	●內	●				●	●內	注	注		●	●	●	●內						●內	●內
29 Garenoxacin GRNX				●	●*4	●	●			●																
30 Vancomycin〔注〕 VCM	●	●	●				●	●	●			●														
31 Vancomycin〔內〕 VCM											●															
32 Teicoplanin TEIC	●						●		●																	
33 Daptomycin DAP	●	●																								
34 Linezolid LZD							●																			
35 Tigecycline TGC													●*8	●	●											
36 Colistin〔注〕 CL																										
37 Sulfamethoxazole・Trimethoprim*1 ST				●內							●內	●				●內	●內									
38 Metronidazole*1 MNZ	●注		●注									●	●	●	●注*8									●		
39 Isoniazid																										
40 Rifampicin*1 RFP																										
41 Pyrazinamide PZA																										
42 Ethambutol EB																										
43 Liposomal Amphotericin B L-AMB																										
44 Fosfluconazole F-FLCZ																										
45 Voriconazole VRCZ	●												●													
46 Micafungin MCFG																										
47 Pentamidine PM																										
48 Valaciclovir VACV																										
49 Oseltamivir																										
50 Zanamivir																										
51 Laninamivir																										
52 Peramivir																										

*1：省略部分適應症、*2：幽門螺旋桿菌感染症、*3：包括扁桃周圍膿瘍、*4：包括扁桃周圍炎、扁桃周圍膿瘍、*5：非結核性抗酸菌症、*6：骨髓移植時的消化道內殺菌、*7：Vancomycin抗藥性腸球菌（VRE）引起的各種感染症、*8：僅膽囊炎、*9：對乙內醯

適應症項目 a ～ h 為第3章列舉的感染症名。

a急性呼吸道感染症、b腸道感染症、c尿道感染症、d性感染症、e婦科感染症、f齒源性感染症、g手術部位感染症、h皮膚軟組織感染症

泌尿器、生殖、婦科領域			耳鼻喉科領域					眼科領域						牙科、口腔外科領域 f				外科領域			整形外科領域		皮膚科領域 h						其他					#
子宮內感染 e	子宮附屬器炎 e	子宮旁結合組織炎 e	乳腺炎	外耳炎	中耳炎	副鼻腔炎	化膿性唾液腺炎	眼內炎（包括全眼球炎）	眼瞼膿瘍	淚囊炎	麥粒腫	瞼板腺炎	角膜炎（包括角膜膿瘍）	牙周組織炎、牙冠周圍組織炎	顎骨周圍蜂窩組織炎	顎炎	化膿性唾液腺炎	拆線創傷、口腔手術創傷的二次感染 g	外傷、燙傷及手術創傷等的二次感染 g	肛門周圍膿瘍	骨髓炎	關節炎	表淺性皮膚感染症	深層性皮膚感染症	糜爛、潰瘍的二次感染	淋巴管、淋巴結炎	慢性膿皮症	痤瘡（包括化膿性發炎）	發熱性嗜中性白血球減少症	結核（肺結核、其他結核症）	深層性黴菌症	流行性感冒	其他	
●內				●內	●內	●內	●內			●內	●內			●內		●內		●內		●內	●內					●內	●							27
●內	●內		●內	●內	●內	●內			●內	●內	●內	●內		●內		●內	●內				●內	●內	●內	●內		●內						●內		28
					●內	●內																												29
																			●		●	●								●				30
																																	●＊6	31
																			●				●	●										32
																							●	●	●									33
																			●				●	●	●								●＊7	34
																			●				●	●	●									35
																																●	＊9	36
																							●	●									＊10	37
																			●		●												●＊2	38
																														●				39
																																	●＊5	40
																														●				41
																														●			●＊5	42
																													●		●			43
																															●			44
																															●			45
																															●			46
																																	●＊10	47
																																	●＊11	48
																																●		49
																																●		50
																																●		51
																																	●＊12	52

胺類、Fluoroquinolone類、Aminoglycoside類藥物，具有抗藥性的各種感染症、＊10：肺囊蟲肺炎（卡氏肺炎）、＊11：單純疱疹病毒感染症、水痘帶狀疱疹病毒感染症、＊12：僅治療

各藥品適應菌種 一覽表

藥品名（一般名、略號）	葡萄球菌屬	鏈球菌屬	肺炎鏈球菌	腸球菌屬	炭疽菌	淋菌	腦膜炎菌	卡他莫拉菌	大腸桿菌	克留氏菌屬	鋸桿菌屬	檸檬酸桿菌屬	腸桿菌屬	變形桿菌屬	普羅威登斯菌屬	摩根氏桿菌	志賀氏桿菌	沙門桿菌屬	弧菌屬
1 Benzylpenicillin*1 PCG	●	●	●	●	●注	●注	●注												
2 Ampicillin*1 ABPC	●	●	●	●	●	●	●注		●					●*6				●	
3 Amoxicillin AMPC	●	●	●	●		●			●					●*6					
4 Piperacillin PIPC	●	●	●	●		●			●	●	●	●	●	●*6					
5 Sultamicillin SBTPC	●	●	●	●		●			●					●*6					
6 Ampicillin・Sultamicillin（2:1）ABPC/SBT	●		●					●	●					●					
7 Amoxicillin・Clavulanic Acid（14:1）AMPC/CVA	●		●					●	●					●					
8 Piperacillin・Tazobactam（8:1）PIPC/TAZ	●	●		●				●	●				●	●					
9 Cefazolin CEZ	●		●						●	●				●*6					
10 Cefmetazole CMZ	●								●	●				●				●	
11 Flomoxef FMOX	●	●	●					●	●	●				●				●	
12 Ceftriaxone CTRX	●	●	●				●		●	●			●	●					
13 Cefepime CFPM	●	●	●						●	●	●		●	●					
14 Cefditoren*1 CDTR-PI	●	●	●						●										
15 Meropenem MEPM	●	●	●				●	●	●										
16 Tebipenem TBPM-PI	●		●				●	●											
17 Aztreonam AZT							●	●	●	●									
18 Fosfomycin FOM	●								●		●						●內	●內	
19 Streptomycin*1 SM																			
20 Kanamycin〔內〕 KM									●								●		●
21 Gentamicin GM	●								●	●	●		●	●					
22 Amikacin AMK									●	●	●		●						
23 Arbekacin ABK	●*9																		
24 Clarithromycin CAM	●	●	●					●											
25 Azithromycin AZM	●	●	●				●成	●											
26 Clindamycin CLDM	●	●	●																

*1：省略部分適應菌、*2：破傷風菌、*3：回歸熱螺旋體、*4：威爾氏症鉤端螺旋體、*5：梅毒密螺旋體、*6：奇異變形桿菌、*7：二路普唐沃菌除外、*8：C. difficile除外、*9：Methicillin抗藥性金黃色葡萄球菌（MRSA）、*10：Methicillin抗藥性凝固醇陰性葡萄球菌（MRCNS）、*11：Penicillin抗藥性肺炎鏈球菌（PRSP）、*12：Vancomycin抗藥性尿腸球菌（VRE）、*13：對乙內醯胺類、Fluoro-

| 革蘭氏陰性桿菌 | | | | | | | | | | 厭氧菌 | | | | 抗酸菌 | | 非典型細菌 | | | 真菌 | | | | 病毒 | 其他 | | |
假單胞菌屬	綠膿桿菌（假單胞菌屬）	洋蔥伯克氏菌	嗜麥芽寡養單胞菌	不動桿菌屬	流行性感冒桿菌	軍團菌屬	百日咳菌	彎曲桿菌屬	幽門螺旋桿菌	消化鏈球菌屬	類桿菌屬	普雷沃菌屬	梭菌屬	結核菌屬	非結核抗酸菌	黴漿菌屬	立克次體屬	披衣菌屬	念珠菌屬	隱球菌屬	麴菌屬	肺囊蟲	螺旋體	原蟲		No.
													●*2										●*3,4,5			1
					●																		●*5			2
					●				●														●*5			3
		●			●							●*7														4
					●																					5
					●																					6
					●							●*7														7
		●		●	●						●	●	●*8													8
																										9
											●	●	●*7													10
					●						●	●	●*7													11
					●						●	●	●*7													12
●	●	●			●						●	●	●*7													13
					●		●小				●	●														14
●	●				●							●														15
					●																					16
	●				●																					17
	●							●內																		18
																●	●						●*4			19
																										20
	●																									21
	●																									22
																										23
							●	●小	●	●成						●	●	●								24
							●	●				●				●	●	●								25
											●注	●注	●注				●注									26

quinolone 類、Aminoglycoside 類藥物等，具有 2 類以上抗藥性、＊14：對乙內醯胺類、Fluoroquinolone 類、Aminoglycoside 類藥物具有抗藥性、＊15：單純疱疹病毒、水痘帶狀疱疹病毒、＊16：A 型、B 型流行性感冒病毒

適應症 藥品名 （一般名、略號）			革蘭氏陽性球菌				革蘭氏陽性桿菌	革蘭氏陰性球菌			革蘭氏陰性桿菌										
			葡萄球菌屬	鏈球菌屬	肺炎鏈球菌	腸球菌屬	炭疽菌	淋菌	腦膜炎菌	卡他莫拉菌	大腸桿菌	克留氏菌屬	鋸桿菌屬	檸檬酸桿菌屬	腸桿菌屬	變形桿菌屬	普羅威登斯菌屬	摩根氏桿菌	志賀桿菌	沙門桿菌屬	弧菌屬
27	Minocycline*1	MINO	●	●	●	●	●	●內			●	●		●內	●	●內	●內	●內	●內		
28	Levofloxacin*1	LVFX	●	●	●	●	●	●內	●	●	●	●	●	●	●	●	●	●	●內	●	●內
29	Garenoxacin	GRNX	●	●	●				●	●	●			●							
30	Vancomycin〔注〕	VCM	●*9,10		●*11																
31	Vancomycin〔內〕	VCM	●*9																		
32	Teicoplanin	TEIC	●*9																		
33	Daptomycin	DAP	●*9																		
34	Linezolid	LZD	●*9			●*12															
35	Tigecycline*13	TGC									●	●		●	●						
36	Colistin〔注〕*14	CL										●		●	●						
37	Sulfamethoxazole・Trimethoprim	ST			●內						●內	●內		●內	●內	●內	●內	●內	●內	●內	
38	Metronidazole*1	MNZ																			
39	Isoniazid	INH																			
40	Rifampicin	RFP																			
41	Pyrazinamide	PZA																			
42	Ethambutol	EB																			
43	Liposomal Amphotericin B*1	L-AMB																			
44	Fosfluconazole	F-FLCZ																			
45	Voriconazole*1	VRCZ																			
46	Micafungin	MCFG																			
47	Pentamidine	PM																			
48	Valaciclovir	VACV																			
49	Oseltamivir																				
50	Zanamivir																				
51	Laninamivir																				
52	Peramivir																				

*1：省略部分適應菌、*2：破傷風菌、*3：回歸熱螺旋體、*4：威爾氏症鉤端螺旋體、*5：梅毒密螺旋體、*6：奇異變形桿菌、*7：二路普雷沃菌除外、*8：C. difficile除外、*9：Methicillin抗藥性金黃色葡萄球菌（MRSA）、*10：Methicillin抗藥性凝固酶性葡萄球菌（MRCNS）、*11：Penicillin抗藥性肺炎鏈球菌（PRSP）、*12：Vancomycin抗藥性腸球菌（VRE）、*13：對乙內醯胺類、Fluoro-

革蘭氏陰性桿菌										厭氧菌				抗酸菌		非典型細菌			黴菌				病毒	其他		
假單胞菌屬	綠膿桿菌（假單胞菌屬）	洋蔥伯克氏菌	嗜麥芽寡養單胞菌	不動桿菌屬	流行性感冒桿菌	軍團菌屬	百日咳菌	彎曲桿菌屬	幽門螺旋桿菌	消化鏈球菌屬	類桿菌屬	普雷沃菌屬	梭菌屬	結核菌	非結核抗酸菌	黴漿菌屬	立克次體屬	披衣菌屬	念珠菌屬	隱球菌屬	麴菌屬	肺囊蟲	病毒	螺旋體	原蟲	
●注	●	●注	●注	●注	●注	●注										●	●	●						●內*5		27
	●			●	●	●		●內		●		●注		●內												28
				●		●										●		●								29
																										30
													●													31
																										32
																										33
																										34
			●																							35
	●		●																							36
			●內																			●				37
									●內	●	●	●	●												●	38
														●												39
														●	●											40
														●												41
														●	●											42
																			●	●	●					43
																			●	●						44
																			●	●	●					45
																			●		●					46
																						●				47
																							●*15			48
																							●*16			49
																							●*16			50
																							●*16			51
																							●*16			52

quinolone 類、Aminoglycoside 類藥物等，具有 2 類以上抗藥性、＊14：對乙內醯胺類、Fluoroquinolone 類、Aminoglycoside 類藥物具有抗藥性、＊15：單純疱疹病毒，水痘帶狀疱疹病毒、＊16：A型、B型流行性感冒病毒

般：一般名（**粗體**字為第2章列舉的藥劑）
商：商品名
略：第2章舉出的藥劑略號

符號、A~Z

%TAM **040**
acrolide類藥物 **032**
ABK略 **090**
ABPC略 **048**
ABPC/SBT略 **056**
AMK略 **088**
AMPC略 **050**
AMPC/CVA略 **058**
AMR對策行動計畫 **188**
AUC **039**
AUC/MIC **040**
AZM略 **094**
AZT略 **078**
A群β溶血性鏈球菌 **158**
Azactam商 **078**
Aciclovir般 **141**
Azithromycin般 **094**
Aztreonam般 **078**
ANAEMETRO商 **120**
Avelox商 **101, 103**
Amikacin般 **088**
AMIKACIN Sulfate商 **088**
Aminoglycoside類藥物
031
AmBisome商 **130**
Amphotericin B般 **130**
Amoxicillin般 **050**
Amoxicillin・Clavulanic Acid般 **058**
Arbekacin般 **090**
Ampicillin般 **048**

Augmentin商 **055**
Ampicillin・Sulbactam
般 **056**
BLNAR **026**
Bacampicillin般 **049, 051**
BANAN商 **073**
BACTRAMIN商 **118**
Baktar商 **118**
BESTCALL商 **069**
Benambax商 **138**
Biapenem般 **075**
Benzylpenicillin般 **046**
CAM略 **092**
CDTR-PI略 **072**
CEZ略 **062**
CFPM略 **070**
CL略 **116**
CLcr **042**
CLDM略 **096**
Clostridium difficile腸炎
162
Cmax **039**
Cmax/MIC **040**
CMZ略 **064**
Cockcroft-Gault公式 **042**
Cpeak/MIC **040**
CTRX略 **068**
Carbapenem類藥物 **030**
CARBENIN商 **075**
CANCIDAS商 **137**
Cyclic polypeptide類藥物
034

CUBICIN商 **110**
Caspofungin般 **137**
CLAVAMOX商 **058**
CRAVIT商 **100**
Claforan商 **069**
Clarith商 **092**
Coaxin商 **063**
Ciproxan商 **101**
Ciprofloxacin般 **101**
Clarithromycin般 **092**
Clindamycin般 **096**
Colistin〔注〕般 **116**
Cefazolin般 **062**
Cephamycin類藥物 **029**
Cefamezinα商 **062**
Cephalosporin類藥物 **029**
Cefalotin般 **063**
Cefixime般 **073**
Cefepime般 **070**
Cephem類藥物 **029**
Cefozopran般 **071**
Cefotaxime般 **069**
Cefotax商 **069**
Cefotiam般 **065, 067**
CEFOBID商 **069**
Cefoperazine商 **069**
Cefoperazone般 **069**
Cefcapene Pivoxil般 **073**
Cefditoren般 **072**
Cefdinir般 **073**
Cefspan商 **073**
Cefzon商 **073**

Ceftazidime般 069
Ceftibuten般 073
Cefteram Pivoxil般 073
Ceftriaxone般 068
Cefpirome商 071
Cefpirome般 071
Cefpodoxime般 073
Cefminox Sodium般
065, 067
Cefmetazole般 064
CEFMETAZON商 064
Cefmenoxime般 069
DAP略 110
DIC 152
DNA 017
Diflucan商 133, 135
Dibekacin般 087, 089
Daptomycin般 110
Doxycycline般 099
Doripenem般 075
Dalacin商 096
Dalacin S商 096
EB略 128
Empiric therapy 038
ESBL 026
Exacin商 087, 089
Esanbutol商 128
Ethambutol般 128
EBUTOL商 128
F-FLCZ略 132
FMOX略 066
FOM略 080
FIRSTCIN商 071
Famciclovir般 141
Famvir商 141
Funguard商 136

FUNGIZONE商 131
FINIBAX商 075
Flagyl商 120
Fluoroquinolone類藥物
033
Fluconazole般 133, 135
Flumarin商 066
Flomoxef般 066
Flomox商 073
FLORID商 133
Fosfluconazole般 132
Fosfomycin般 080
Fosfomycin類藥物 030
FOSMICIN商 080
FOSMICIN S商 080
GAS 158
Giusti-Hayton法 042
Glycopeptide類藥物 034
Glycylcycline類藥物 035
GRACEVIT商 101, 103
Geninax商 102
GENTACIN商 086
Gentamicin般 086
GM略 086
GRNX略 102
Garenoxacin般 102
HYDRA商 122
Habekacin商 090
Halospor商 065, 067
INH略 122
ISCOTIN商 122
Isepacin商 087, 089
Isepamicin般 087, 089
Isoniazid般 122
Itraconazole般 133, 135
ITRIZOLE商 133, 135

INAVIR商 146
Imipenem Cilastatin般 075
KM略 084
Kanamycin商 084
Klaricid商 092
Kanamycin〔內〕般 084
L-AMB略 130
LVFX略 100
LZD略 112
LDREB商 116
Latamoxef般 069
Laninamivir般 146
Liposomal
 Amphotericin B般
130
Linezolid般 112
Lincocin商 097
Lincomycin般 097
Lincomycin類藥物 032
Levofloxacin般 100
MBL 026
MCFG略 136
MDRA 026
MDRP 026
MEPM略 074
MIC 039
MINO略 098
MNZ略 120
MRSA 020, 026
MAXIPIME商 070
Micafungin 136
Miconazole般 133
Minocycline般 098
MINOMYCIN商 098
MEIACT MS商 072
MEICELIN商 065, 067

Methicillin抗藥性金黃色葡萄球菌　**020, 026**

Metronidazole般　**120**

Meropenem般　**074**

Meropen商　**074**

Moxifloxacin般　**101, 103**

Modacin商　**069**

Monobactam類藥物　**030**

Nitroimidazole類藥物　**035**

New Quinolone類藥物　**033**

Oxacephem類藥物　**029**

Oxazolidinone類藥物　**034**

OZEX商　**103**

Oseltamivir般　**142**

Omegacin商　**075**

ORAPENEM商　**076**

PBP　**028**

PCG略　**046**

PD　**039**

PIPC略　**052**

PIPC/TAZ略　**060**

PK　**039**

PK／PD參數　**040**

PK／PD理論　**039**

PM略　**138**

PRSP　**026**

PZA略　**126**

Prodif商　**132**

PASETOCIN商　**050**

Panipenem・Betamipro般　**075**

PANIMYCIN商　**087, 089**

PANSPORIN商　**065, 067**

Piperacillin般　**052**

Piperacillin・Tazobactam般　**060**

Pyrazinamide般　**126**

PYRAMIDE商　**126**

PENICILLIN G POTASSIUM商　**046**

Penicillin類藥物　**028**

Penicillin結合蛋白　**028**

Penicillin抗藥性肺炎鏈球菌　**026**

Peramivir般　**148**

Pengood商　**049, 051**

Pentamidine般　**138**

PENTCILLIN商　**052**

Polypeptide類藥物　**035**

RIFADIN商　**124**

Rifabutin般　**124**

Rulid商　**093**

RFP略　**124**

Respiratory Quinolone類藥物　**033**

RELENZA商　**144**

Roxithromycin般　**093**

ROCEPHIN商　**068**

RAPIACTA商　**148**

SBTPC略　**054**

SFTS病毒　**025**

SIRS　**152**

SM略　**082**

ST略　**118**

ST合　**035**

Sulfonamide類藥物　**035**

Sitafloxacin　**101, 103**

Sawacillin商　**050**

Shiomarin商　**069**

Streptomycin般　**082**

Sulfamethoxazole・Trimethoprim般　**118**

Sultamicillin般　**054**

STREPTOMYCIN SULFATE商　**082**

Seftem商　**073**

TBPM-PI略　**076**

TDM　**031, 041**

TAM　**039**

TEIC略　**108**

TGC略　**114**

Time above MIC　**040**

TIENAM商　**075**

Tigecycline般　**114**

Teicoplanin般　**108**

Tetracycline類藥物　**033**

Tebipenem般　**076**

Tosuxacin商　**103**

Tosufloxacin般　**103**

Tobracin商　**087, 089**

Tobramycin般　**087, 089**

TOMIRON商　**073**

Tygacil商　**114**

TARGOCID商　**108**

TAMIFLU商　**142**

UNASYN商　**054**

UNASYN-S商　**056**

VACV略　**140**

VCM略　**104, 106**

VRCZ略　**134**

VRE　**026**

Vancomycin Hydrochloride商　**104, 106**

VALTREX商　**140**

Vancomycin抗藥性腸球菌　**026**

Vancomycin〔注〕般 **104**
Valaciclovir般 **140**
Vancomycin〔內〕般 **106**
VICCILLIN商 **048**
Vibramycin商 **099**
VFEND商 **134**
Voriconazole般 **134**
ZYVOX商 **112**
Zanamivir般 **144**
ZITHROMAC商 **094**
ZITHROMAC SR商 **094**
ZOSYN商 **060**
Zovirax商 **141**

一劃
一般細菌 **017**
乙內醯胺類藥物 **028**

三劃
大腸桿菌 **022**
小兒麻痺病毒 **025**
子宮頸炎 **168**

四劃
不動桿菌屬 **022**
不產生乙內醯胺酶
　Ampicillin抗藥性 **026**
化膿性腦膜炎 **156**
化膿性脊椎炎 **176**
化膿性椎體炎 **176**
化膿鏈球菌 **020**
牙冠周圍炎 **173**
牙周組織炎 **173**
手術部位感染症 **174**
水痘病毒 **025**
日本腦炎病毒 **025**
中耳炎 **171**
內臟黴菌症 **184**
分枝桿菌屬 **023**

五劃
去氧核醣核酸 **017**
外膜 **025**
卡氏肺炎 **161**
卡他莫拉菌 **021**
生殖器披衣菌感染 **168**
生殖器疱疹 **168**
白癬菌 **024**
皮膚黴菌症 **184**
皮膚軟組織感染症 **178**

立克次體 **017, 024**

六劃
肌酸酐廓清率 **042**
好氧菌 **019**
合成抗菌藥 **016**
耳鼻喉科感染症 **171**
尖銳濕疣 **168**
全身性發炎反應症候群 **152**
全身性黴菌症 **184**
多重抗藥性不動桿菌 **026**
多重抗藥性綠膿桿菌 **026**
多重器官衰竭 **152**
百日咳菌 **022**
弗萊明 **028**

七劃
角膜感染症 **172**
肝代謝型藥物 **042**
肝膽道系統感染症 **164**
抗MRSA藥物 **034**
抗病毒藥物 **016, 037**
抗菌譜 **027**
抗菌藥 **016**
抗結核藥物 **036**
抗酸菌 **023**
抗真菌藥物 **016, 036**
抗生素 **016**
抗微生物藥 **016**
抗藥性菌 **026**
沙門桿菌屬 **022**
志賀桿菌 **022**
尿道炎 **166, 168**
伯克氏菌屬 **022**

八劃

金黃色葡萄球菌 **020**
金屬乙內醯胺酶 **026**
念珠菌菌血症 **184**
念珠菌屬 **024**
披衣菌 **017, 024**
社區型肺炎 **160**
性感染症 **168**
其他乙內醯胺類藥物 **030**
奈瑟氏球菌屬 **021**
芽孢桿菌屬 **021**
非結核性抗酸菌 **023**
非典型細菌 **024**
非典型肺炎 **160**
表皮葡萄球菌 **020**
奇異變形桿菌 **022**
肽聚糖 **019**

九劃

咽喉感染症 **168**
咽喉結膜炎 **172**
急性下呼吸道感染症 **158**
急性呼吸道感染症 **158**
急性上呼吸道感染症 **158**
急性副睪丸炎 **168**
急性單純性腎盂腎炎 **166**
急性單純性膀胱炎 **166**
革蘭氏陰性桿菌 **018, 022**
革蘭氏陰性球菌 **018, 021**
革蘭氏陰性菌 **018**
革蘭氏染色法 **018**
革蘭氏陽性桿菌 **018, 021**
革蘭氏陽性球菌 **018, 020**
革蘭氏陽性菌 **018**
炭疽菌 **021**
肺炎病毒 **025**

肺囊蟲肺炎 **161**
肺麴菌症 **184**
肺炎 **160**
肺炎桿菌 **022**
肺炎鏈球菌 **020**
肺炎黴漿菌 **024**
肺黴菌症 **184**
弧菌屬 **022**
幽門菌 **022**
幽門螺旋桿菌 **022**
風疹病毒 **025**
軍團菌屬 **022**

十劃

院內型肺炎 **160**
流淚 **172**
流行性感冒 **186**
流行性感冒病毒 **025**
流行性感冒桿菌 **022**
流行性角膜炎 **172**
病毒 **025**
病因治療藥 **016**
原核生物 **017**
骨髓炎 **176**
骨盆腔發炎性疾病 **168**
時間依賴性 **040**
真核生物 **017**
真菌 **017, 024**
兼性厭氧菌 **019**
消化鏈球菌屬 **023**
核糖體 **019**
草綠色鏈球菌 **020**
狹效Penicillin類藥物 **028**

十一劃

眼窩蜂窩炎 **172**
眼科感染症 **172**
眼脂 **172**
眼內感染症 **172**
桿菌 **018**
球菌 **018**
莢膜 **019**
梭菌屬 **023**
細菌性腦膜炎 **156**
細胞質 **019**
細胞膜 **019**
細胞壁 **019**
假單胞菌屬 **022**
深層性黴菌症 **184**
陰道滴蟲症 **168**
梅毒 **168**
敗血症 **152**
麥粒腫 **172**
婦科感染症 **170**
副鼻腔炎 **171**
專性厭氧菌 **019**
麻疹病毒 **025**
莫拉菌屬 **021**
麻瘋菌 **023**
淋菌 **021**
淋菌感染症 **168**
淚小管炎 **172**
淚囊炎 **172**

十二劃

超廣效性乙醯胺酶 **026**
殼體 **025**
結核 **182**
結核菌 **023**
結膜炎 **168**

結膜感染症 **172**
最低抑菌濃度 **027, 039**
腎盂腎炎 **166**
腎排泄型藥物 **042**
普雷沃菌屬 **023**
普羅威登斯菌屬 **022**

十三劃

腸球菌屬 **022**
腸道感染症 **162**
腸球菌 **020**
滑膜炎 **176**
感染性心內膜炎 **154**
腦膜炎菌 **021**
發熱性嗜中性球減少症 **180**
腹腔內感染症 **164**
腹膜炎 **164**
葡萄球菌屬 **020**
葡萄糖非發酵革蘭氏陰性
　桿菌 **022**
嗜血桿菌屬 **022**
蜂窩組織炎 **178**
腮腺炎病毒 **025**

十四劃

廣效Penicillin類藥物 **028**
寡氧單胞菌屬 **022**
複雜性腎盂腎炎 **166**
複雜性膀胱炎 **166**
膀胱炎 **166**

十五劃

齒源性感染症 **173**
標示外使用 **150**
摩根氏桿菌屬 **022**

十六劃

凝固酶陰性葡萄球菌 **020**
凝固酶陽性葡萄球菌 **020**
鋸桿菌屬 **022**
濃度依賴性 **040**
諾羅病毒 **025**

十七劃

關節炎 **176**
隱球菌屬 **024**
厭氧菌 **019, 023**
螺旋菌 **018**

十八劃

醫療照護相關肺炎 **160**
頸炎 **173**
頸骨周圍蜂窩炎 **173**
檸檬酸桿菌屬 **022**
鞭毛 **019**

十九劃

麴菌屬 **024**
壞死性筋膜炎 **178**
臘狀桿菌 **021**
難治性結膜炎 **172**
類桿菌屬 **023**
藥物治療監測 **041**
鏈球菌屬 **020**

二十一劃

瀰漫性血管內凝固症候群
　　　　　　　 152

二十二劃

彎曲桿菌屬 **022**
黴漿菌 **017, 024**

二十三劃

纖毛 **019**
變形桿菌屬 **022**

● 著者プロフィール

黒山 政一 （くろやま まさかず）　　　　北里大学東病院　薬剤部長／薬剤師／医学博士

1976年畢業於東京藥科大學藥學系，任職北里大學醫院藥劑部，1991年取得醫學博士，2003年升為北里大學醫院藥劑部長。

主要著作、編著書：《違いがわかる！同種・同効薬》《続》《続々》南江堂，2010、2013、2016年（編著）；《感染症薬物トレーニングブック》じほう，2013年（編著）；《初めの一歩は絵で学ぶ薬理学》じほう，2014年（共著）；《同効薬比較ガイドI》《II》じほう，2014、2015年（編著）等。

小原 美江 （こはら はるえ）　　　　北里大学東病院　薬剤部／薬剤師

1998年修完北里大學研究院藥學研究科碩士課程，任職北里大學東醫院藥劑部。

主要著作：《ひと目でわかる同効薬比較表》じほう，2009年（分擔執筆）；《同効薬比較ガイドII》じほう，2015年（分擔執筆）。

村木 優一 （むらき ゆういち）　　京都薬科大学 臨床薬剤疫学分野　教授／薬剤師／医学博士

1999年畢業於京都藥科大學藥學系，2001年修完同大學碩士課程，任職三重大學醫學系附屬醫院藥劑部，2010年取得醫學博士，2011年赴美留學後，2013升為副藥劑部長，2017年擔任京都藥科大學藥學系臨床藥劑疫學領域教授。

主要著作、編著書：《即引き！薬の必須検査値チェックブック》南江堂，2017年（編著）；《すべての医療機関で役立つ抗菌薬耐性対策サーベイランス必読ガイド》じほう，2016年（編著）；《感染症薬物療法トレーニングブック》じほう，2013年（編著）等。

○ 参考図書

・「日本語版 サンフォード感染症治療ガイド 2017（第47版）」菊池賢，橋本正良監修，ライフサイエンス出版，2017
・「JAID/JSC 感染症治療ガイド 2014」JAID/JSC 感染症治療ガイド・ガイドライン作成委員会編集，ライフ・サイエンス出版，2014
・「薬剤師のための感染制御マニュアル　第4版」日本病院薬剤師会監修，薬事日報社，2017
・「標準微生物学　第12版」中込治，神谷茂編集，医学書院，2015
・「本当に使える！抗菌薬の選び方・使い方ハンドブック」戸塚恭一編集，羊土社．2013
・「抗菌薬コンサルトブック」滝久司ほか編集，南江堂，2015
・「ねころんで読める抗菌薬」矢野邦夫著，メディカ出版，2014
・「薬がみえる vol.3」医療情報科学研究所編集，メディックメディア，2016
・「抗菌薬TDMガイドライン　改訂版」抗菌薬TDMガイドライン作成委員会編集，日本化学療法学会，2016
・「グッドマン・ギルマン薬理書・第12版―薬物療法の基礎と臨床―」高折修二ほか監訳，廣川書店，2013
・「第3版　臨床薬物動態学　薬物治療の適正化のために」緒方宏泰編著，丸善出版，2015
・「実践　妊娠と薬　第2版」林昌洋ほか編集，じほう，2010
・「薬物治療コンサルテーション　妊娠と授乳　第2版」伊藤真也，村島温子編集，南山堂，2014
・「腎機能別薬剤投与量 POCKET BOOK」秋澤忠男，平田純生監修，じほう，2016

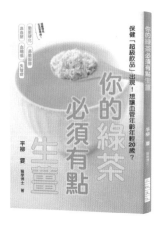

你的綠茶
必須有點生薑

14.8x21cm　　128 頁
彩色印刷　　定價 280 元

是什麼飲品可以媲美「蜂蜜檸檬」，在日本引起一股搶喝熱潮？
20 年來深受信賴的生薑博士自信地告訴您：「最強的保健飲料出現了！」
忙碌現代人最關切的是，如何用最簡單的方法遠離疾病？
如果告訴您，只要每天飲用「生薑綠茶」就可常保健康，
您相信嗎？願意嚐試看看嗎？

自古以來一直深受重視的天然健康食材之王——生薑。
人們從數千年前就持續飲用、具有健康美麗功效的——綠茶。
生薑和綠茶。當這兩種食材搭配在一起，就出現了最強的健康飲料。

飯前、飯後飲用生薑綠茶，就能透過雙倍威力，
改善高血壓或高血糖，連血管年齡也能變年輕。
這絕不是浮誇的說法！「生薑」和「綠茶」的效能，
已經藉由世界上眾多研究者的「論文」發表出來，
事實證明，從糖尿病、高血壓、癌症到失智症，
各種「現代病」都在它們的守備範圍！
在本書中，醫學博士將會嚴格挑選全世界的醫學論文等可信度高的最新資料，
逐步向大家介紹生薑綠茶的厲害之處。
請大家安心閱讀，一起見證「生薑＋綠茶」超越藥物的驚人威力！

瑞昇文化　　http://www.rising-books.com.tw

＊書籍定價以書本封底條碼為準＊
購書優惠服務請洽：TEL：02-29453191 或 e-order@rising-books.com.tw

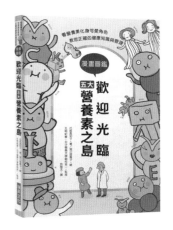

歡迎光臨
五大營養素之島

14.8x21cm　　160 頁
彩色印刷　　定價 350 元

這個很營養！那個很健康！常聽別人這樣講，所以就默默相信了……
★健康均衡博士這就要來打破各位的營養迷思★
要如何均衡地攝取各種營養素，正確的飲食觀念至關重要

喜愛美食又注重健康的食一子小姐，某天在超市裡採購食材時，
巧遇了一位不可思議的人物──健康均衡博士。
因為博士的提問而開始反思自己的飲食習慣的她，
機緣之下有幸造訪博士所管理的「Nutrition Park（營養公園）」。

在博士的導覽下，一子踏上了浮在湖面的五大營養素之島，在那裡遇見了蛋白質、脂質、碳水化合物、維他命、礦物質，並深入了解這些營養素的特徵與主要功能。接著她又和博士前往隔壁的薩布蘭島，參訪島上的蔬菜直賣所、花朵廁所及遊客中心等有趣的地方，學習到更多有關營養的知識……

在食物與健康資訊氾濫的現今，
消費者難免會被許多假資訊給誤導，甚至做出錯誤的選擇。
本書將教導大家正確的營養知識，
書中出現的許多可愛角色，也會幫助各位讀者快樂學習！
快跟著博士與一子一同遊覽營養素的奇妙世界吧。

瑞昇文化　http://www.rising-books.com.tw
＊書籍定價以書本封底條碼為準＊
購書優惠服務請洽：TEL：02-29453191 或 e-order@rising-books.com.tw

TITLE

抗菌藥兵團圖鑑

STAFF

出版	瑞昇文化事業股份有限公司
作者	黑山政一　小原美江　村木優一
譯者	丁冠宏

總編輯	郭湘齡
文字編輯	徐承義　蕭妤秦
美術編輯	許菩真
排版	二次方數位設計
製版	明宏彩色照相製版有限公司
印刷	桂林彩色印刷股份有限公司

法律顧問	立勤國際法律事務所　黃沛聲律師
戶名	瑞昇文化事業股份有限公司
劃撥帳號	19598343
地址	新北市中和區景平路464巷2弄1-4號
電話	(02)2945-3191
傳真	(02)2945-3190
網址	www.rising-books.com.tw
Mail	deepblue@rising-books.com.tw

初版日期	2020年3月
定價	350元

ORIGINAL JAPANESE EDITION STAFF

キャラクター制作	稲葉　貴洋
カバー・表紙デザイン	坂　啓典(図工室)

國家圖書館出版品預行編目資料

抗菌藥兵團圖鑑 / 黑山政一, 小原美江,
村木優一著；丁冠宏譯. -- 初版. -- 新北
市：瑞昇文化, 2020.03
208面；14.8 x 21公分
譯自：キャラ勉！抗菌薬データ
ISBN 978-986-401-402-6(平裝)

1.抗生素

418.281　　　　　　　109002442